Mosaik bei
GOLDMANN

Buch

Das Leben ist lebensgefährlich. Wer wüsste das nicht besser als die körperbewusste Menschengattung der Hypochonder. In verzweifelten E-Mails holt sich die beliebte deutsche Komödiantin Cordula Stratmann, bekannt aus der Schillerstraße und ihres Zeichens bekennende Hypochonderin im Anfangsstadium, deshalb Rat bei der Gesundheitsexpertin Marion Grillparzer. Es beschäftigen sie Themen, bei denen wir alle noch etwas lernen können: Wie gefährlich sind Hotelbettkissen? Kann ein Pickel zu einer Hirnhautentzündung führen? Warum macht mein Puls so einen Krach? Kann ich mich durch Gähnen mit chronischer Müdigkeit anstecken? Solche und andere Fragen beantwortet Marion Grillparzer mit stoischer Gelassenheit.

Garniert mit zahlreichen »Survival«-Tipps verdichtet sich dieses urkomische Frage-und-Anwort-Spielchen zu einem »Ratgeber« für Gesundheitsfragen der ganz besonderen Art. Lachen ist bekanntlich die beste Medizin – hier werden Sie lachen, bis der Arzt kommt.

Autorinnen

Cordula Stratmann, 1963 in Düsseldorf geboren, ist Komödiantin, Moderatorin und Autorin. Sie feierte Erfolge bei »Manngold«, als »Annemie Hülchrath« bei »Zimmer Frei!« und wurde für die Comedy-Reihe »Schillerstraße« mehrfach ausgezeichnet, zum Beispiel 2007 mit der Goldenen Kamera. Seither moderierte sie mehrere Staffeln der Wissensshow »Das weiß doch jedes Kind!« auf Sat.1.

Marion Grillparzer ist Diplom-Ökotrophologin und ausgebildete Journalistin. Es sind bereits mehrere Bestseller aus ihrer Feder geflossen mit den Schwerpunkten Ernährung und Gesundheit. Sie lebt als freie Journalistin in München und auf Mallorca und schrieb viele Jahre lang für die BUNTE und andere Magazine.

Cordula Stratmann · Marion Grillparzer

Ist dieses Buch ansteckend?

Erste Hilfe für Hypochonder

Mosaik bei
GOLDMANN

Alle Ratschläge in diesem Buch wurden von den Autorinnen und vom Verlag sorgfältig erwogen und geprüft. Eine Garantie kann dennoch nicht übernommen werden. Eine Haftung der Autorinnen beziehungsweise des Verlags und seiner Beauftragten für Personen-, Sach- und Vermögensschäden ist daher ausgeschlossen.

Verlagsgruppe Random House FSC-DEU-0100
Das für dieses Buch verwendete FSC-zertifizierte Papier *Profibulk*
von Sappi liefert IGEPA.

1. Auflage
Vollständige Taschenbuchausgabe Dezember 2010
Wilhelm Goldmann Verlag, München,
in der Verlagsgruppe Random House GmbH
© 2008 Gräfe und Unzer Verlag GmbH, München
Umschlaggestaltung: Uno Werbeagentur, München
Umschlagfotos: Boris Breuer, Köln
Umschlag- und Innenillustrationen: Jan Reiser
Satz: Uhl + Massopust, Aalen
Druck und Bindung: Těšínská Tiskárna, Český Těšín
FK · Herstellung: IH
Printed in the Czech Republic
ISBN 978-3-442-17199-6

www.mosaik-goldmann.de

INHALT

07	Vorwort
09	Was war in dem unbiotischen Ei?
14	Ist meine Kontaktlinse ins Hirn gerutscht?
16	Was lauert im Hotelbettkissen?
22	Wie gefährlich ist der braune Fleck?
25	Kleiner Hypochonder-Test
30	Warum macht mein Puls so einen Krach?
33	Kann Gähnen mich mit chronischer Müdigkeit anstecken?
38	Wie viel Lakritze bringt mich um?
40	Wer fürchtet sich vorm bösen Zug?
42	Kriegt man von Selen Diabetes?
46	Zugluft jetzt doch ungefährlich?
52	Kann man durch Niesen taub werden?
54	Die größten Gesundheitsrisiken
55	Was steckt in einem Kugelbauch?
59	Gesundheitsirrtümer I
60	Muss man Joghurt tolerieren?
64	Kriegt man vom Lesen der Gebrauchsanleitung große Füße?
67	Gesundheitsirrtümer II
68	Wo kommt denn jetzt dieser Schwindel her?
74	Jetzt ist auch noch Tofu tödlich?
77	Haben meine neuen Sandalen Fußpilz?
83	Wie beliebt sind Ökochonder?

84	Alle kneippen – und warum macht mich kaltes Wasser krank?
88	Muss ich meinen Schluckauf mit ins Grab nehmen?
92	Gesundheitsirrtümer III
93	Was ist gefährlicher: das e, der Kühlschrank oder das Klo?
100	Kann man zu wenig Äpfel essen?
106	Warum ist das Leben so tödlich?
112	Kann man sich durch Pfeifen einen Zug holen?
114	Können Stühle Schnupfen übertragen?
118	Die schlimmsten Bakterienschleudern
120	Kann Hühnersuppe Vogelgrippe übertragen?
124	Hühnersuppe mit Nudeln
127	Muss ich die Antibiotika zu Ende nehmen?
128	Können Pickel töten?
132	Kann man Mützen fühlen, die man nicht aufhat?
136	Kann ich mir beim Friseur Kopfläuse holen?
138	Gibt es ein Mittel für alle Hypochonder?
140	Seufzen Parasiten?
145	Wie komme ich an chinesischem Kräutertee vorbei?
149	Berühmte Hypochonder
151	Helfen Scheinwerfer gegen Winterdepression?
155	Kann man durch den Sechsten Tibeter einen Bandscheibenvorfall kriegen?
158	Wie entnehme ich einem Wasserklosett eine Stuhlprobe?
163	Ist Schnarchen lebensgefährlich?
166	Ist Mundgeruch ein Zeichen für ein Magengeschwür?
170	Bringt mich der abgelaufene Käse um?
173	Was ist schlimmer als ein Hypochonder?

VORWORT

Liebe, sehr verehrte Leserschaft!

Dieses Buch brauchten Sie schon sehr lange sehr dringend.

Frau Grillparzer und ich müssen uns bei Ihnen entschuldigen, dass wir erst jetzt damit herausrücken.

Aber wir mussten schließlich auch erst mal eine Weile herumleben und die eine oder andere Sache auskurieren, bis wir Ihnen dieses komplexe Werk, in dem dann aber auch nahezu alle Antworten enthalten sind, an die Hand geben konnten.

Unsere Mitmenschen, das Wetter, Tiere, Essen, Trinken, Bewegung, Pflanzen, Stehen, Liegen, Sitzen – kurz: unsere Welt – steckt voller Gefahren.

Wenn ich mir, von draußen kommend, die Hände waschen soll, warum nicht auch sofort dann, wenn ich im Restaurant gerade unter den Stuhl gefasst habe, um ihn an den Tisch heranzuziehen?

Wenn ich die nur von mir benutzten Handtücher alle paar Tage in die Wäsche gebe, warum getraue ich mich mit meiner Jeans auf den Polstersitz im Bus, ziehe mich beim Heimkommen aber nicht direkt um?

Wenn ich auf einer Party mit meinem vollen Glas neben jemandem stehe, der gerade niest, warum trinke ich das Zeug dann noch?

Diese Liste können Sie, liebe Leser und -innen, vermutlich selbst beliebig fortsetzen. Und es stimmt: Stellt man sich eines Tages zum ersten Mal die eine Frage, so zieht diese sofort konsequent die nächste nach sich und wieder die nächste.

Und schon ist man Hypochonder.

So einfach geht das.

An dieser Stelle sei direkt eine Warnung ausgesprochen an alle, die bis heute mit Belustigung auf Hypochonder herabblickten!

Mit der Lektüre dieses Buches sind Sie dran.

Je mehr Sie über sich, die Reaktionsmöglichkeiten Ihres Körpers und die Einwirkungen der Außenwelt auf diesen erfahren, desto tiefer hängen Sie drin. Nur die Ahnungslosen, die Ignoranten können auf Dauer von sich fernhalten, was der Körper für Kapriolen zu schlagen imstande ist. Das heißt: Ooh nein, wirklich fernhalten können sie es nicht, es passiert ja unweigerlich. Nur: Der Ahnungslose tappt in jede Falle, erkrankt öfter, stirbt früher.

Wer von Ihnen, liebe Leserin, lieber Leser, hat im Verwandtenkreis eine Tante, die, als hypochondrisch verschrien, bei Familienfesten beschmunzelt wurde? Und? Wie alt ist diese Dame geworden? Ach. Sie lebt noch? Sehen Sie!

Und was war mit Onkel Werner? Nie was gehabt, immer alles mitgemacht. Und mit 54 Herzinfarkt, bumms, noch'n zweiten hinterher, und weg war er.

Wir wollen Ihnen jetzt keine Angst machen, um Gottes willen! Angst führt zu Herzrasen, die Atmung wird unregelmäßig, irgendwann kann die Pumpe gar nicht mehr und zack – nein, das wollen wir nicht!

Wir wollen Ihnen nur sagen: Passen Sie höllisch auf!

Fassen Sie nichts an!

Lassen Sie sich von keinem ansprechen!

Gehen Sie nirgendwohin!

Und schlafen Sie genug!

Dann kann eigentlich nichts passieren.

Das wünschen Ihnen Ihre

Marion Grillparzer   und   Cordula Stratmann

Was war in dem UNBIOTISCHEN EI?

Oh Mann, Marion.

Ich hab großen Mist gebaut! Heute morgen war ich mit einer Freundin in einem Café frühstücken. Ich sitz da und denk, meine Güte, was hast Du für einen Bock auf ein Ei! Sage zu meiner Freundin: »Meine Güte, was habe ich für einen Bock auf ein Ei! Die haben hier bestimmt keine Bio-Eier, was meinst Du?« Damit hatte ich ihren Appetit auf ein Ei gleich mitgekillt. Um meine Vermutung abzusichern, habe ich dann die Bedienung gefragt, ob das denn Bio-Eier seien, die sie da anbieten. Sie sagt bedauernd: »Nein, das sind ganz normale Eier.«

Und was mache ich?!?!?! Ich bestell mir ein Rührei!!!! Mit Kräutern. Da hab ich gar nicht mehr weiter gefragt, ob die denn wenigstens bio sind. Waren die garantiert auch nicht.

Mein Magen kennt es ja schon, dass ich ab und zu mal einen Unbio-Käse auf einem Unbio-Brötchen esse, aber ich habe bis jetzt immer höllisch darauf aufgepasst, dass kein Normalo-Ei den Weg in meinen Körper findet!!! Gestern war ich einfach nicht imstande, mich diesem Prinzip zu unterwerfen, ich fand mich von diesem plötzlichem Ei-Zwang regelrecht überfallen.

Und jetzt stell ich mir andauernd vor, wie das für mein verzehrtes Ei verantwortlich zeichnende Huhn den Kot des zwei Zentimeter von ihm entfernt pickenden Huhns verspeist, nachdem es schon ein mit Antibiotikum versetztes Irgendwas aus der Gemeinschaftsschüssel mit 2000 anderen gichtkranken Hühnern gespeist hat. Mir ist auch ein bisschen komisch im Magen. Ich hab das Gefühl, dass mein Körper mit irgendwas kämpft. Mit diesem Ei? Mit etwas, was in diesem Ei drin war, was da nicht reingehört?

WAS WAR IN DEM EI DRIN?!?!?!?!

Oh Gott, ich muss schon wieder aufstoßen. Marion! Was hab ich da gemacht?!?!

Liebe Cordula,

Du hast also ein Ei gegessen. Du weißt ja, wenn man rohe Eier essen will, dann nur gewaschen – oder noch besser: geschält. Deines war gekocht. Kein Grund zur Panik. Trotzdem, da Dein Ei wahrscheinlich kein vorbildliches Schweizer Ei war, hat es bestimmt ein paar Salmonellen drin gehabt. Jede dritte Legehenne ist hierzulande damit verseucht. (In der Schweiz nur 0,5 Prozent).

Salmonellen gehören zu den Bakterien und sind zwei bis drei Mikrometer große, bewegliche, begeißelte kurze Stäbchen, die einen mitunter sehr gefährlichen Durchfall auslösen. Da könnte es schon sein, dass man vorher aufstoßen muss. Aber die Wahrscheinlichkeit, dass Du nun infiziert bist mit Salmonellen, die übrigens auch schon gegen manche Antibiotika resistent sind, dürfte relativ gering sein. Ganz einfach, weil Du das Ei nicht roh gegessen hast, sondern es ein paar Minuten in der Pfanne bei Temperaturen um die 200 Grad verbracht hat. Fünf bis zehn Minuten bei 75 Grad töten Salmonellen ab. Die sich übrigens am liebsten im Warmen vermehren, im kuscheligen Milieu des Darms, im Mayo-Kartoffelsalat, in der Küche. Man empfiehlt deshalb, täglich die Küchentücher zu wechseln und bei mindestens 60 Grad zu waschen. Das sind richtige Keimschleudern. Sorry. Am schlimmsten aber ist die Tastatur. Weißt Du, was sich alles auf der Tastatur tummelt? Ich möchte wirklich kein »e« sein.

Also: Salmonellen sind nicht schuld.

Auch Dioxin hat man schon in Eiern gefunden, das Umweltgift kann Krebs, Herz-Kreislauf-Störungen oder Leberschäden verursachen. Das würdest Du aber nicht gleich nach dem Essen spüren. Und da braucht es dann schon ein paar unbiotische Eier mehr.

Dass es sich bei Deinem Frühstücksei um eines der 100 Millionen nikotinhaltigen Eier handelte, die vor länger als einem Jahr Schlagzeilen machten, ist völlig unmöglich. Ein Ei hat nämlich nur ein Haltbarkeitsdatum von vier Wochen.

Außer ein Tausendjähriges Ei. Das fermentiert 100 Tage in einem Gemisch aus Pinien, Kalk, Asche und Salz. Das Eiweiß mutiert zu einer glibberigen bernsteinbraunen Masse, das Eigelb wird modrig grünschwarz, riecht faulig, ammoniakalisch. Das ist in China mit Ingwer und Zucker eine Delikatesse. Findet man aber in Kölner Cafés eher selten.

Weißt du was? Ich glaube, in Deinem Kräuterrührei war Bärlauch drin. Ist gerade die Zeit. Davon muss man aufstoßen. Und Bärlauch, glaub mir, ist echt gesund.

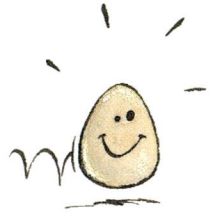

KLEINER EI-SURVIVAL-GUIDE

Auf Bio-Qualität achten. Bio-Hühner sind einfach glücklicher und legen keinen Medikamenten-Cocktail. Sie dürfen auf Stangen sitzen, ihre Eier in Nester legen, raus an die frische Luft, dürfen picken, scharren, im Sand baden ... alles, was ein Huhn eben gerne tut. Es bekommt Getreide, Hülsenfrüchte, Ölsaaten und Grünfutter in Bio-Qualität. Und wenn es krank ist, gibt der Tierarzt erst mal homöopathische Mittel. So ein armes Käfighuhn kann sich dagegen in seinem Gitterverschlag, so groß wie ein DIN-A4-Blatt, kaum bewegen. Es sieht sein Leben lang keine Sonne, zu fressen kriegt es genmanipulierte Soja oder aufbereitete Fette (Fischöl, Altfett aus der Industrie), aufgetunt mit einem Medikamentencocktail, der die zusammengepferchten Tiere vor Krankheiten schützt. Okay, ein Bio-Ei kostet mehr als das Doppelte, dafür enthält es keine Arzneirückstände und keine synthetischen Farbstoffe, die den Dotter goldgelb färben.

Frischetest machen. Zieht man vom Mindesthaltbarkeitsdatum 28 Tage ab, erhält man das Legedatum. Wer Mayonnaise oder Tiramisu aus rohen Eiern zubereiten möchte, sollte dafür tunlichst Eier nehmen, die ganz frisch sind. Das kann man leicht herausfinden: Das Ei in ein mit Wasser gefülltes Glas legen. Sinkt das Ei auf den Glasgrund, ist es frisch. Richtet es sich im Wasser mit dem stumpfen Ende nach oben senkrecht aus, hat die Henne es vor etwa zwei bis drei Wochen gelegt. Und ein Ei, das direkt an der Wasseroberfläche schwimmt, lohnt sich nicht mehr aufzuschlagen, denn das stinkt wahrscheinlich schon zum Himmel.

Keine Angst vor Cholesterin. Der Körper braucht Cholesterin, für Zellwände, Nerven, Immunsystem, Gehirn, Hormone und Gallensäuren. Darum sollte man sich vor einem Ei nicht fürchten. Ein Eidotter liefert etwa 200 Milligramm Cholesterin und gleichzeitig Lecithin, einen Stoff, der die Cholesterinaufnahme durch die Darmwand in den Körper hemmt. Zudem bremst der Körper seine eigene Cholesterinsynthese (1 bis 1,5 Gramm pro Tag), wenn man Cholesterin über das Ei, die Wurst oder den Käse in den Körper schleust. Ein Ei am Tag schadet einem Gesunden überhaupt nicht.

Das Ei und sein Code. Seit 2004 müssen in ganz Europa frische Eier einheitlich codiert werden – daher der Stempel auf dem Ei. Die erste Ziffer des Stempels zeigt an, wie die Hennen gehalten werden: 0 steht für Eier von Bio-Hennen (großer Stall plus hochwertiges Futter), 1 für konventionelle Freilandhaltung (die Hühner dürfen auch ins Freie, wenn sie wollen), 2 für Bodenhaltung im Stall
(die Hühner leben zu Tausenden auf dem Boden einer großen Halle, dürfen aber nicht ins Freie und haben sehr wenig Platz) und 3 für Käfighaltung (viele Hühner leben auf engstem Raum in winzigen Käfigen übereinandergestapelt, minderwertiges Futter). Wer es genau wissen möchte, erfährt auf www.was-steht-auf-dem-ei.de sogar, aus welchem Stall sein Ei kommt.

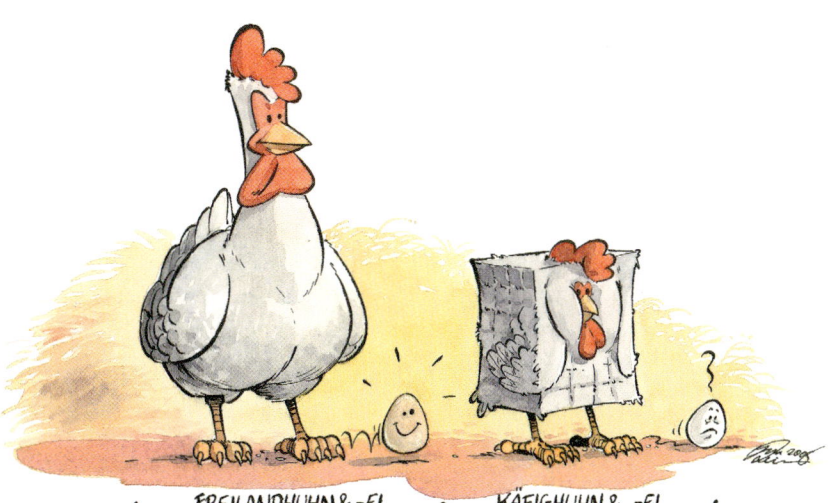

FREILANDHUHN & -EI   KÄFIGHUHN & -EI

Ist meine KONTAKTLINSE INS HIRN gerutscht?

Marion?

Meine Kontaktlinse links ist weg! Wirklich! Weg! Ich hab alles abgesucht, und im Staubsauger sind bloß ein Knopf, ein Handy, ein Ohrring (unecht), aber

NIRGENDS MEINE LINSE!

Womöglich klebt sie hinter meinem Auge irgendwo im Hirn fest. Dort könnte ich dann zwar jetzt super gucken, habe aber kein Auge zur Verfügung.

Die muss im Hinterkopf stecken!

Zu 50 Prozent sehbehinderte Grüße,
Deine Cordula

Liebe Cordula!

Ehrlich gesagt, weiß ich nicht, wo Deine Kontaktlinse ist. Nein, sie kann nicht hinter das Auge flutschen und dann ins Gehirn wandern. Das ist rein anatomisch einfach nicht möglich. Nein, auch bei Dir nicht! Such doch mal im Bad, da gehen sie rein statistisch am häufigsten verloren. Aber schlag Dir nicht den Kopf an, wenn Du da blind rumkrabbelst. Das macht wirklich Kopfweh. Sag mir Bescheid, wenn Du sie gefunden hast.
Lg Marion

Liebe Marion!

Überleg doch noch mal!

Wieso soll denn meine Kontaktlinse nicht hinters Auge und dann ins Gehirn reinflutschen? Du sagst nur einfach, nein, das ginge nicht. Aber wieso nicht? Was macht Dich da so sicher?! Woher willst Du denn wissen, ob ich nicht schon längst durch häufiges Augenreiben hinterm Auge eine große Lücke errieben habe, durch die ganz locker eine Kontaktlinse durch kann?!

> UND ICH **REIBE** MEINE AUGEN!
> DA KÖNNEN SICH ABER **ANDERE** EINE
> **SCHEIBE** VON ABSCHNEIDEN,
> SO WIE ICH MEINE **AUGEN** REIBE!

Und ich könnte schwören, dass ich da hinterm Auge so einiges rumliegen hab, nicht nur Kontaktlinsen! Ich hab nämlich ganz oft ein Fremdkörpergefühl, ich wollte Dich damit nur nicht auch noch belasten, deshalb hab ich von mir aus nichts groß gesagt. Aber jetzt, wo ich meine Linse ums Verrecken nicht wiederfinde, da muss ich Dich mal hinzuziehen. Das wirst Du verstehen.

Liebe Cordula,

Kontaktlinsen können einfach nicht hinter das Auge wandern.
   Und man reibt sich auch keine Löcher.
   Und das Fremdkörper-Phänomen ist ein eingebildetes.

> DA IST **NICHTS!**

lgm

Was lauert IM HOTELBETTKISSEN?

Liebe Marion!

Habe eine komplett durchwachte Nacht im Hotel verbracht.

Zuerst war alles ganz entspannt und heiter. Komme nach einer rauschenden Hochzeitsparty höchst vergnügt im Zimmer an, brauche gut gelaunt noch mal zirka eine Dusch-Stunde, bis ich die ganze Makulatur wieder aus Haut und Haar herausgewaschen habe, schlüpfe in meinen gemütlichen Schlafanzug und sinke – bereits früh morgens – ins raschelnde Bett auf das gestärkte Kissen.

AUF DAS KISSEN!!! STOPP!!! NICHT DEN KOPF ABLEGEN!!!

Mich trennen nur wenige Baumwollfäden von dem Kisseninlett, auf dem schon ganze Geschwader fremder Menschen ihr Haupt gebettet haben. Und nicht wenige lassen es auf einem Kissen im Schlaf feucht unter sich gehen. Das dankbare Kissen nimmt anstandslos jede noch so große, noch so säuerlich zusammengesetzte Speichelmenge auf und gibt sie an die Federn (oder andere Füllungen) weiter.

Ich denke: Mein Gott, Cordula, was ist los?! Du hattest einen sehr, sehr schönen Abend, du bist schon in Hunderten verschiedener Hotelbetten eingeschlafen und kerngesund wieder aufgewacht, also warum jetzt das?! Komm von dem Schrank runter! Geh wieder ins Bett! Lies dein Buch! Und lass diese Würgelaute sein, dir wird noch ganz schlecht! Dann kann man dich eben nicht mehr auf Hochzeiten einladen, wenn dich das so sehr aufregt!

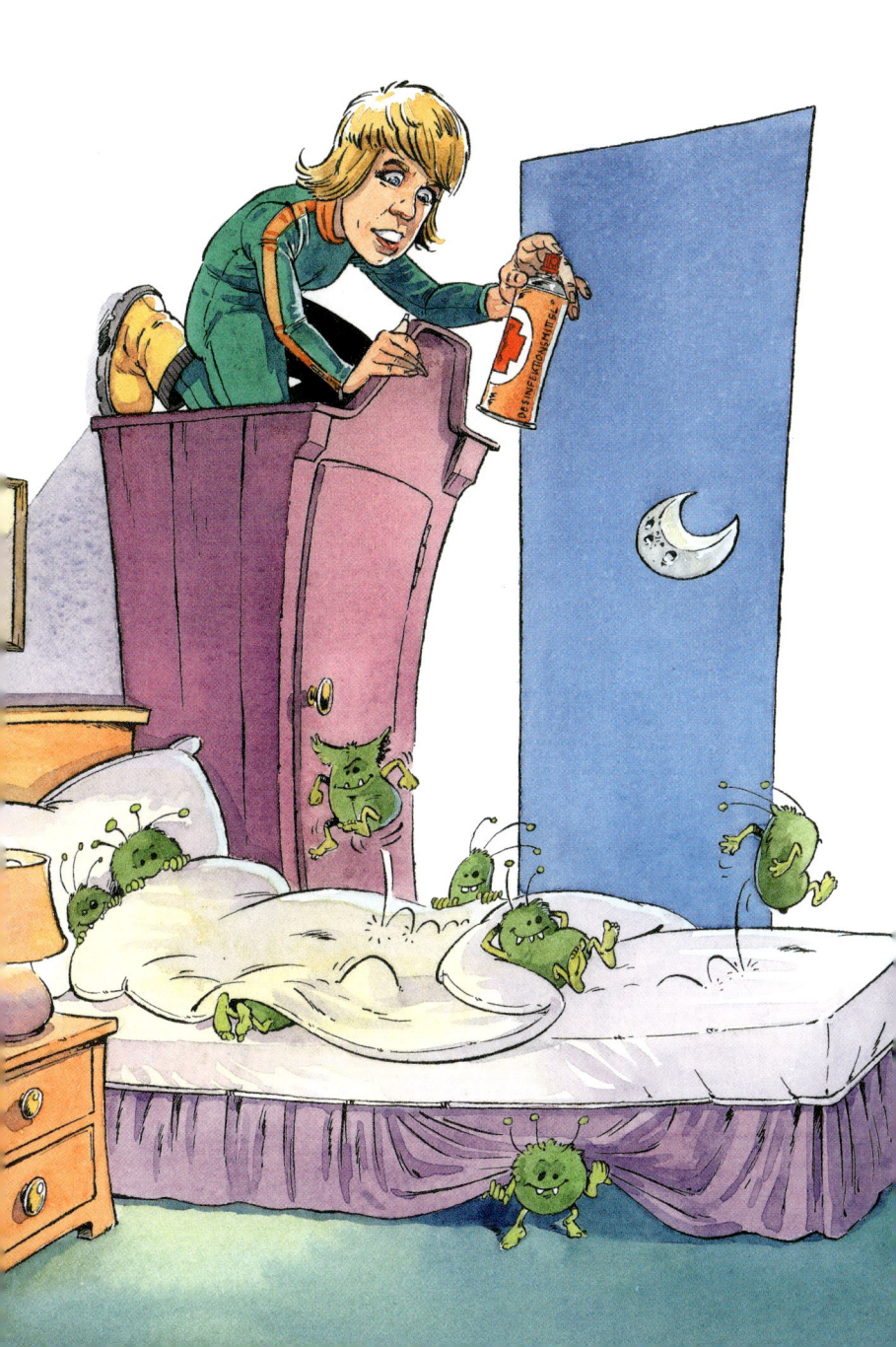

Ich kann Dir nur so viel sagen, Marion: Ich weiß nicht, warum mir nach Jahren Hotelbenutzung plötzlich dieser Kissen-Gedanke den weiteren Verbleib in diesem Bett unmöglich gemacht hat. Ich war sogar versucht, Dich sofort anzurufen, damit Du beruhigend auf mich einwirkst und ich wenigstens noch ein wenig Schlaf bekommen hätte. Davon habe ich dann abgesehen, bitte Dich aber um bevorzugtes Behandeln dieser Frage nach eventueller Unverträglichkeit mit fremden Betten, da mein nächster Hotelaufenthalt schon bald wieder ansteht.

Was denkst Du? Genügen Laken und Bezüge, um ausreichend Distanz zu schaffen zwischen mir und dem Vornutzer des Bettes? Dringt nicht mein warmer Atem durch das Material und entwickelt so zusammen mit dem lediglich eingetrockneten, aber ja leider nicht restlos entfernten Mundsaft eines, nein, Hunderter von Vorschläfern ein Gas, das dauerhaft mein Gehirn zersetzt? Oder Schnupfen macht? Oder die Haut angreift?

`Liebe Cordula,`

erst mal herzlichen Dank, dass Du mich diesmal nicht nachts um drei aufgeweckt hast. Du weißt, ich stehe Dir wirklich gerne zur Seite bei Deinen drängenden Fragen – aber dann doch lieber erst morgens nach meinem Keks. Übrigens, klarer Fall: Du leidest unter Pulvinusphobie. Dass Du würgst, ist im Grunde ein gutes Zeichen. Der Körper entledigt sich vieler Dinge, wie beispielsweise Kolibakterien, zu viel geschluckter Katzenhaare oder Promille, die ihm nicht guttun, mit Würgen und anschließendem Vollzug. Allerdings würde das in diesem Fall nur so richtig Sinn machen, wenn Du das Kissen vorher gegessen hättest. Das wäre eine Möglichkeit. Ich befürchte allerdings, dass sich die Pulvinusphobie dann ausweitet auf eine Lectusphobie. Und ein ganzes Bett isst man im Grunde noch seltener als ein Kissen. Übrigens nahm Enrico Caruso neben seinem Koffer mit Inhalatoren, Gurgeltinkturen, Migränetabletten, Hustenstillern, Antischnupfenmitteln und Desinfektionssprays auch immer seine eigene Bettwäsche mit ins Hotel. Er hatte große Angst vor Hautinfektionen. War richtig phobisch. Er hatte sogar Angst, aus dem Bett zu fallen, und platzierte lauter Kissen rundrum.

Phobien sind übrigens ein interessantes Thema. »Phobie« kommt aus dem Altgriechischen und heißt »Furcht«. Eine phobische Störung ist eine krankhaft anhaltende Angst vor Situationen, Gegenständen, Tätigkeiten oder Personen. Und diese äußert sich im übermächtigen Wunsch, den Anlass der Angst zu vermeiden. Die einen meiden Aufzüge, die anderen Hotelbetten. Es gibt sogar eine Papaphobie, die Angst vor dem Papst. Die mündet dann in der Angst vor dem Fegefeuer … Man kennt außerdem die Euphobie, die Angst vor guten Nachrichten, die Geliophobie, die Angst vor Lachen …

Also: Hotelbettkissen stellen keine überaus große Gefahr für die Gesundheit dar. Aber vielleicht hast Du ja vor ein paar Jahren Stern TV gesehen. Dort hat man Hotelbetten getestet. Und die fanden sogar in Nobelhotels unappetitliche Schlafstätten mit Resten von allem, was Menschen so ausscheiden – Schweiß, Speichel, Schleim, Sperma, Blut. Und mitunter tummeln sich auch Schimmelpilze, Hausstaubmilben, Kolibakterien zwischen Laken, Kissen, Inletts und Matratzen.

Wissenschaftler vom Institut für Hygiene und Umweltmedizin der Uni Greifswald fanden in Hotelmatratzen eingetrocknete Reste von bis zu 6,3 Liter Schweiß und 200 Milligramm Sperma. In einer!

Normalerweise kann man sich hierzulande auf Augen und Nase gut verlassen, die melden einem die Gefahren schon. Auf dreckigen, stinkenden, feuchten Kissen würde ich auch nicht schlafen. Bakterien überleben im Grunde nur in feuchtem Milieu, nicht in einem frisch bezogenen Hotelbettkissen. Und Viren brauchen in der Regel einen Wirt mit einer Zelle, in der sie sich vermehren können. Auf dem Kissenbezug könnten Viren in Tröpfchen sein, aber das ist ja in der Regel frisch. Außer, das Zimmermädchen geht nur mit dem Staubsauger drüber, soll schon vorgekommen sein … sorry. Im Inlett selbst lauert kein Virus. Höchstens eine Hausstaubmilbe. Noch mal sorry.

Du leidest Gott sei Dank nur unter einer isolierten Phobie, der Angst vor einem Ding oder einer Situation. Die gute Nachricht: Mit der kann man leben. Man kann mit Löwen leben, mit Spinnen, mit Hotelbettkissen – auch wenn man Angst davor hat. Es gibt schlimmere Phobien: die Agoraphobie, die »Angst vor dem Marktplatz«, die Angst vor öffentlichen Räumen, vor Menschenversammlungen … oder die Soziale Phobie, die Angst, von anderen beobachtet und negativ bewertet zu werden.

Im Internet gibt's übrigens unter »onlineberatung-therapie.de« eine Liste mit Phobien. Ich bitte Dich inständig, sie Dir nicht anzugucken. Sonst rufst Du mich an, weil Du plötzlich unter Paedophobie leidest, der Angst vor Kindern, Jugendlichen und sogar Puppen. Oder unter der Paraskavedekatriaphobie. Die macht mir manchmal Sorgen, die Angst vor Freitag, dem 13.

Natürlich möchtest Du wie immer auch einen Rat von mir. Kein Problem. Ich habe sogar zwei: Phobien heilt man mit Verhaltenstherapie. Und zwar mit dem Mittel der Konfrontation. Schau, dass Du so viele Hotelbettkissen wie möglich auftreibst, und leg Dich da so lange rein, bis Du gut durchschlafen kannst. Oder: Nimm Dir einfach künftig Dein eigenes Schmusekissen mit.

Wenn gar nix hilft: Neoprenanzug mit Taucherbrille und Gasflasche. Hihi … Das stell ich mir gerade bildlich vor!

Liebe, mir etwas zu fleißige Marion,

dass ich mich in fremder Bettwäsche liegend frage, ob das wohl alles so seine Richtigkeit hat, muss Dich noch lange nicht auffordern, mich dann seitenweise zur Phobikerin zu erklären.

Hier noch einmal ganz entschieden: Ich bin keine Phobikerin.

Und das Allerletzte ist ja wohl Dein Neoprenanzugvorschlag. Ungeachtet dessen, dass mir so etwas absolut nicht steht, kann ich grundsätzlich keine engen Sachen vertragen. Davon krieg ich Ohrensausen.

HOTELBETTEN-SURVIVAL-GUIDE

So sicher wie zu Hause. Auch wenn pro Jahr zwischen 60 und 200 Menschen in einem einzigen Hotelbett schlummern, besteht laut Hotelbetten erforschender Mikrobiologen kein Grund zur Panik. Hauptsächlich schmiegen sich relativ harmlose Umwelt-, Eiter- und Hautkeime ins weiche Kissen. Die Zahl liegt irgendwo zwischen 4 und 400 Kolonien bildenden Einheiten pro Quadratdezimeter. In Privathaushalten findet man ähnliche Werte. Ganz Ängstliche suchen nach einem Güte-Siegel, das vermerkt, wann die Matratze gereinigt wurde.

Hausschuhe tragen. (Cordula, bitte folgenden Absatz nicht lesen, sonst wächst Deine kleine Hotelkissenphobie zur Hotelphobie): Keime, Bakterien & Co. tummeln sich nicht nur im Bett, sondern überall in der temporären Schlafstätte. Fußpilz- und Eitererreger sowie Hefen warten auf dem Boden und in der Badewanne auf nackte Füße und hoffen, dass sie Einlass in den Körper finden.

Erster Gesundheitstipp

VIRENSCHUTZSCHILD. Für alle, die sich nicht unter die Menschen trauen, weil gerade mal wieder das Rhino-Virus oder die gemeine Grippe Schlagzeilen macht: Wer sich mindestens zehnmal am Tag die Hände wäscht, senkt das Risiko, sich mit etwas Unangenehmem wie einem Schnupfenvirus zu infizieren, um 55 Prozent. Ein Mundschutz kann das Risiko um 68 Prozent senken, Handschuhe um 57 Prozent, und ein Kittel schafft 77 Prozent. Alles zusammen wirkt als Virenschutzschild und mindert das Ansteckungsrisiko um mehr als 99 Prozent.

Wie gefährlich ist DER BRAUNE FLECK?

Marion?

Guck mal!

Liebe Cordula!

Nein, wegen des braunen Flecks auf Deiner Hand, den Du mir freundlicherweise per Handy geschickt hast, musst Du Dir keine Sorgen machen. Er kam übrigens an unserem 9. Hochzeitstag, mitten ins Candlelight-Dinner. Und ich hab eine Stunde lang gerätselt, was das nur sein kann. Wolf war stocksauer.

Also: Du kannst mit der ABCDE-Regel ganz einfach feststellen, ob ein Muttermal gefährlich wird.

A steht für Asymmetrie. Weichen Muttermale von einer runden bis ovalen Form ab, kann das ein Hinweis auf eine bösartige Veränderung sein.

Das Gleiche gilt für B, die Begrenzung. Sind die Ränder »ausgefranst« statt scharf umrandet ab zum Hautarzt.

C steht für Colour, also die Farbe. Ein gutartiger Leberfleck ist einfarbig. Verschiedene Farbschattierungen können Alarmzeichen sein.

Male, deren Durchmesser (D) größer als fünf Millimeter ist oder die sehr schnell wachsen, können ein Grund zur Sorge sein.

Das E steht für Erhabenheit. Muttermale, die hügelig sind, können gefährlich sein.

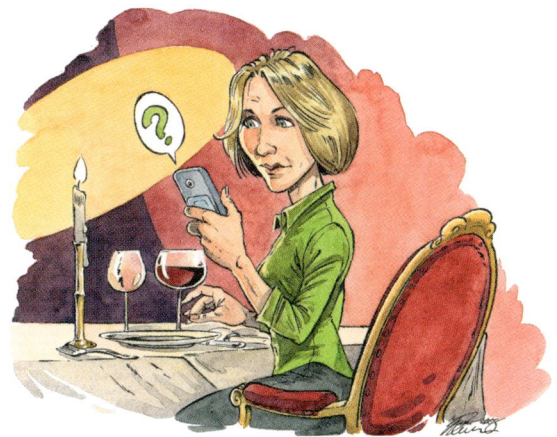

Dein brauner Fleck hat nichts von alldem. Es ist wahrscheinlich ein Altersfleck. Schnapp Dir eine Deiner Vitamin-E-Kapseln, zerbrich sie, und schmier die Flüssigkeit auf den Fleck. Hilft! Und ist viel billiger als teure Cremes.

Kurz noch zum Thema Hautkrebs: Du bist ja eher ein heller Hauttyp, das heißt, Du hast schon ein erhöhtes Risiko, wenn Du viel in die Sonne gehst. Hast Du mehr als 50 Muttermale? Dann hast Du erst recht ein erhöhtes Risiko und solltest einmal im Jahr zum Check beim Hautarzt. Ein Melanom, das frühzeitig erkannt wird, bevor es eine Tiefe von einem Millimeter erreicht hat, kann operativ entfernt werden. Nein, Du musst jetzt keine Verrenkungen vor dem Spiegel machen. Es reicht, wenn Dein Mann heute Abend Deine Muttermale auf dem Rücken zählt.

Meine Güte, Marion,

ALTERSFLECK?! EIN ALTERSFLECK?! WIE BITTE?! EIN! ALTERS! FLECK?!

Entschuldige, ich brülle schon wieder. Aber ein Altersfleck! Mit Anfang 40! Da weiß ich gar nicht, ob ich nicht lieber ein Melanom hätte. Rausschneiden, der Arzt sagt, Frau Stratmann, das war keine große Sache, jetzt isser weg, der Fleck, und fertig.

Verstehste? Dann isser weg. Aber bei einem Altersfleck, da sagt doch jeder nur, tja, das ist ein Altersfleck, richtig weggehen tut der nicht mehr. Seien Sie froh, dass es kein Melanom ist!

Oh Mann. Ich bin eine alte Frau mit braunen Flecken. Ich glaub, dann geh ich jetzt mal exzessiv auf die Sonnenbank, bis sich die braunen Flecken zu einer schönen braunen Fläche zusammengetan haben, dann sieht man immer so erholt aus. Aber wie oft muss man da gehen? Und zum Schluss hat man dann vom Brutzeln so viele Melanome, die alle weggeschnitten werden müssen, dass man ganz perforiert aussieht. Das war's dann mit schön braun und so.

Egal, wie rum ich das Thema wende, es gibt echt keinen Ausweg, ne? Ich habe Altersflecken und aus.

Ich geh jetzt erst mal einen Kaffee trinken. Ins Café. Ungeschminkt. Hat ja keinen Sinn mehr, das ganze Zurechtmachen. Wie erniedrigend, ein dezent geschminktes, frisches Gesicht und etwas weiter unten alte Hände mit braunen Flecken. Das ist das Ende ...

Ich lass mir auch meine Haare grau färben ... Ich werde diesen brutalen Verfallsprozess abkürzen, ja, genau, ich werde nicht abwarten, wie es sich hinzieht zum zweiten Fleck, zum dritten.

Ach, ich muss jetzt erst mal nachdenken. Ich habe Altersflecken. Oh Mann.

Liebe Cordula,

es gibt Kinder, die haben Altersdiabetes. Schon mit fünf. Und es werden immer mehr. Das finde ich viel schlimmer als einen kleinen braunen Fleck auf der Hand. Vielleicht ist es ja auch nur eine Sommersprosse. Also, ich bin mir sicher, das ist eine Sommersprosse. Du musst Dich nicht ins Solarium legen und Dir Deine Haare grau färben. Es ist nur eine Sommersprosse. Klein, harmlos, jugendlich frisch. Sorry, da hab ich mich in der ersten Diagnose vertan.
lgm

Kleiner HYPOCHONDER-TEST

Liebe Cordula,

ich habe gestern in Deiner Toilette ein Comic-Büchlein gesehen, das hat mich etwas stutzig gemacht: »Patient Donald Duck«. Bevor ich also mit meiner kleinen Gesundheitsberatung weitermache, müsste ich mir über etwas klar werden, ich hab da einen Test für Dich. Meinst Du, Du könntest das mal ausfüllen? Du kannst auch jeweils eine eigene Anmerkung dazu schreiben.

Bitte maile mir den ausgefüllten Fragebogen zu – und Du kriegst dann die Auswertung.

*Liebe Marion,
hier mein ausgefüllter Test...*

A) Hast Du wie Proust Angst, das Fenster zu öffnen, weil da Krankheitserreger reinfliegen könnten?

Ja ☐   Nein ☐

B) Nimmst Du Deinen Meisen beim nächsten Ausbruch der Vogelgrippe die Knödel weg – und ersetzt sie, wie Harald Schmidt, durch WC-Steine?

Ja ☐   Nein ☐

Kleiner Hypochonder-Test

Spaß beiseite, jetzt im Ernst:

1. Wie viele Telefonnummern von Ärzten kennst Du auswendig?

- a) Gar keine. ☐
- b) Eine. ☐
- c) Viele. ☒

Mehr als Ärzte überhaupt vorhanden sind ...

2. Trägst Du in Deiner Tasche stets Fieberthermometer, Toilettenpapier, Mundschutz und Wärmflaschen mit Dir?

- a) Ja, alles. ☒
- b) Nur die Hälfte davon. ☐
- c) Gar nichts. ☐

Sowie Beatmungsgerät und kleines OP-Besteck ...

3. Fürchtest Du Dich vor Fisch, weil er für Dich hauptsächlich aus mörderischen Gräten besteht?

- a) Ja. Immer. ☐
- b) Gräten kann man ja noch entfernen, aber das Quecksilber da drin nicht. ☒
- c) Nein. Gräten kann man entfernen. ☐

4. Gehst Du so häufig zum Doktor wie zum Shoppen?

- a) Ja, so ähnlich. ☐
- b) Nur in den Monaten mit »r«. ☐
- c) Ich geh weder oft zum Doktor noch zum Shoppen! ☒

5. Wechselst Du den Doktor häufig?

- a) Ja. Ständig. Man braucht doch für alles einen Fachmann. ☒
- b) Welchen Doktor? ☐
- c) Nein. DA bin ich seit Jahren treu. ☐

Einmal monatlich. Ich hab immer den, der gerade von einer Fortbildung zu meinem spezifischen Krankheitsbild zurückkommt.

6. Angenommen, Du hast eine Beule am Oberschenkel und weißt nicht woher, denkst du dann gleich mal, »Menschenskinder, das könnte Krebs sein!«?

    a) Ja, natürlich. Was sollte es sonst sein? ☒
    b) Ich guck erst einmal in den Pschyrembel. ☐
    c) Nein, natürlich denk ich das nicht. ☐

7. Ärgert es Dich, wenn Du Dich krank fühlst und jemand sagt: Mensch Cordula, Du siehst wieder viel besser aus?

    a) Und wie! ☒
    b) Kommt darauf an, wer das sagt. ☐
    c) Nie. ☐

8. Wenn in den Medien eine Krankheit grassiert (Beispiel Vogelgrippe) oder Bekannte unter etwas Neuem leiden – machst Du Dir dann Sorgen, dass Du Dir das auch einfangen könntest?

    a) Natürlich. Kann man doch alles kriegen. ☒
    b) Na ja, nur bei hoch ansteckenden Krankheiten ☐
       in meiner Umgebung.
    c) Nein, da fürchte ich mich nicht. ☐

    Ich hab es meistens als Erste, mache aber nicht so ein Gewese darum!

9. Könnte es sein, dass Du Dir mehr Sorgen um Deine Gesundheit machst als die meisten anderen Leute?

    a) Mehr natürlich, ich will schließlich alt werden. ☒
    b) Genauso wie alle anderen. ☐
    c) Viel weniger als die anderen. ☐

10. Hast Du das Gefühl, dass andere Deine Krankheiten nicht ernst nehmen?

    a) Trifft überhaupt nicht zu. ☐
    b) Trifft manchmal zu. Bei Dir zum Beispiel. *Ähem,* ☐
       wieso schlägst Du mir diese Antwort vor, Marion?!
    c) Trifft absolut nicht zu. ☐

11. Glaubst Du eigentlich Deiner Ärztin, wenn sie Dir versichert, dass überhaupt kein Grund zur Besorgnis besteht?

    a) Natürlich, da bin ich dann erleichtert. ☒
    b) Manchmal guck ich dann doch noch mal ins Internet. ☐
    c) Nein, ich glaub ihr nur ganz selten. ☐

Und: Ich lasse es tags drauf von einem Kollegen, der gerade von einer Fortbildung zu meinem spezifischen Krankheitsbild zurückkommt, gegenchecken.

12. Kannst Du mir sagen, wie Deine Zunge heute aussieht?

    a) Natürlich, die guck ich mir ständig an. ☒
    b) Also heute Morgen beim Zähneputzen war sie noch normal. ☐
    c) Keine Ahnung. ☐

13. Was liest Du in einer Frauenzeitschrift am liebsten?

    a) Die Schicksale ☒
    b) Die Gesundheitsseiten ☒
    c) Die Kochrezepte ☒

14. Was trifft für Dich zu? Wenn in der Zeitung steht: Ascorbinsäure in Zitronen entdeckt …

    a) … erschrecke ich erst mal. ☐
    b) … weiß ich gleich: nichts Schlimmes. ☐
    c) … rufe ich meine Mutter an und erzähl ihr die Neuigkeit ☐

Lasse ich mich selbstverständlich von zwei verschiedenen Ärzten auf Ascorbinsäure durchchecken.

15. Machst Du Dir öfters Sorgen, möglicherweise ernsthaft krank zu sein?

    a) Nein, nie. ☐
    b) Nur manchmal. Zu mehr reicht meine Zeit leider nicht. ☐
    c) Ständig! ☒

16. Welches Buch würdest Du mit auf eine einsame Insel nehmen, wenn Du nur eines mitnehmen dürftest?

    a) Einen Gesundheitsratgeber von Prof. Hademar Bankhofer. ☐
    b) Den Pschyrembel natürlich. ☐
    c) Den letzten Harry Potter – da hat man viele Seiten lang ☐
       was davon.

Ich brauche eigentlich immer nur meinen Impfausweis.

17. Was tust Du, wenn in der Zeitung steht, »Vitamine verkürzen das Leben«?

    a) Ich schmeiße all die Packungen, die bei mir ☐
       zu Hause stehen, weg.
    b) Ich frage zwei verschiedene Ärzte und Apotheker, ☒
       ob das stimmt.
    c) Gar nichts. Ich glaub nicht alles, was in der Zeitung steht. ☐

Liebe Cordula,

ich weiß jetzt nicht, ob ich das ernst nehmen kann. Du hast doch nicht wirklich ein Beatmungsgerät bei Dir. Oder meinst Du damit diese Indianerzigaretten? Ach, vergiss den Test.

Zweiter Gesundheitstipp

DER TC-MEDIZINER. Wer sich vom Arzt unverstanden fühlt und das abwertende »Sie haben doch nichts!« nicht mehr hören kann, geht zum Traditionellen Chinesischen Mediziner. Der freut sich, wenn man gesund ist. Ein chinesisches Sprichwort sagt: »Herausragende Ärzte verhindern eine Krankheit. Mittelmäßige Ärzte heilen eine noch nicht ausgebrochene Krankheit. Unbedeutende Ärzte behandeln eine bestehende Krankheit.« In China vertrauen 1,3 Milliarden Menschen der TCM.

Warum macht MEIN PULS SO EINEN KRACH?

Liebe Marion!

Ich hab schon wieder kein Auge zugetan heute Nacht, schreibe Dir also mit letzter Kraft. Muss Dir aber schreiben, denn in nächster Umgebung stoße ich ja nur auf Unverständnis.

Keine Sau hört nachts ihren eigenen Puls. Nur ich natürlich wieder.
Sag mal, bin ich hellhörig, oder sind die anderen tot?

Liebe Cordula,

als ich mich damals bereit erklärt hab (nach wie vielen Gläsern Wein war das eigentlich?), Dir ein bisschen gesundheitsberatend zur Seite zu stehen, krabbelte in mir ein Gedanke hoch: »Hoffentlich ist sie kein Hypochonder.« Nach ein paar Mails und Anrufen von Dir hab ich dann doch vorsichtshalber mal eine Buchbestellung aufgegeben: »Die Welt der Hypochonder«, »Hypochondrie kann tödlich sein« und mein liebstes: »Schöner Leiden. Die schönsten Krankheiten und die größten Hypochonder des Universums.« Also, da stehst Du noch nicht drin. Das hat mich beruhigt. Da steht überhaupt nur eine einzige Frau drin. Wahrscheinlich weil Frauen nicht über ihre Hypochondrie sprechen.

Was mich weniger beruhigt hat: Da tauchen viele komische Talente auf wie Charlie Chaplin, Karl Valentin, Woody Allen, Jürgen von der

Lippe, Harald Schmidt. Und es wird natürlich auch erklärt, warum Komiker stets mit einem Bein in der Hypochondrie stehen. Dort heißt es: »Die wissen, dass man als bekennender Hypochonder schnell die Herzen der Zuschauer erobert. Und das Publikum lacht gerne mit. Aber auch hier sei vor Risiken und Nebenwirkungen gewarnt …« Und dann zitieren die Autoren Ulf Geyersbach und Rainer Wieland Novalis: »Lachen – Kur der Hypochondrie. Aus vielem Lachen und Witzeln kann aber auch Hypochondrie entstehen.« Finde ich unglaublich. Aber keine Angst, Cordula, da steht: Kann! Muss nicht! Und so schlimm wäre es dann auch nicht, weil Hypochonder alle ganz lange leben, so 90 Jahre, weil sie so schön auf sich aufpassen. Das gilt natürlich nur, wenn man keine sehr ernste Form der Hypochondrie hat. Die ist nämlich gar nicht lustig.

Was mich aber wirklich beunruhigt hat, ist, dass da in »Schöner Leiden« drinsteht, ein Schriftsteller sei geradezu prädestiniert dafür, Hypochonder zu werden. Schließlich beobachte der ja ständig seine Umgebung und seinen Alltag. Warum also nicht den eigenen Körper, der ja 24 Stunden am Tag als Studienobjekt zur Verfügung steht? Ja und dann springt mir auch noch Franz Grillparzer aus dem Schöner-Leiden-Buch entgegen. Natürlich ein Hypochonder. Nomen est omen? Grillparzer ist also, wie dort steht, am 13. April 1836 aufgewacht und hat gesagt: »Als ich vor Tag aufwachte, war mir wie einem zu Mute, dem eine große Krankheit bevorsteht. Das Zimmer drehte sich mit mir. Ich suchte eine Weile vergebens nach dem Puls.«

Liebe Cordula, Grillparzer suchte nach seinem Puls! Und fand ihn erst nach dem Frühstück wieder.

DAS IST SCHÖNER LEIDEN!

Du hast ihn, Deinen Puls. Musst ihn nicht suchen, hörst sogar nachts, dass er noch da ist. Ist das nicht wunderbar?

Meiner hüpft gerade so … jetzt ist er fast weg … und irgendwie fühlt er sich schleimig an … Ich glaub, ich muss jetzt mal schnell in den Pschyrembel gucken …

KLEINER HYPOCHONDRIE-SURVIVAL-GUIDE

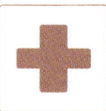

Die gute Nachricht zuerst: Hypochonder überleben andere. Nur: Das Leben als Hypochonder ist nur selten so richtig schön.

Wissen ist der erste Weg zur Besserung. Was ist Hypochondrie?
In der Mediziner-Bibel, dem Pschyrembel, steht, es sei eine »Bezeichnung für die nicht durch organische Veränderungen begründete Befürchtung, krank zu sein oder zu erkranken, die meist mit exzessiver Selbstbeobachtung und Überbewertung der Wahrnehmungen einhergeht und sich bis zum hypochondrischen Wahn steigern kann.«

Tröstlich, wenn man nicht allein ist. Wie viele betrifft es?
Zehn Prozent der Bevölkerung leiden unter einer mehr oder weniger ausgeprägten Hypochondrie. Als echter Hypochonder gilt, wer mehr als sechs Monate lang ohne Grund meint, schwer krank zu sein – und auch dem Arzt nicht glaubt, der ihm Gesundheit bescheinigt.

Natürlich kann man was dagegen tun.
Hypochondrie muss man ernst nehmen – je nach Ausprägung der Störung ein bisschen bis sehr. Sie hat nämlich die Tendenz, nicht zu verschwinden, sondern zu wachsen. Vor allem bei Besuchen im Internet. Leider gehen Hypochonder nicht gerne zum Psychotherapeuten. Sie lassen sich lieber noch eine Biopsienadel in den Bauch stecken, ein weiteres CT machen. Dabei zeigen Studien: Mit einer guten Therapie fühlen sich nach einem Jahr etwa zwei Drittel der Patienten wirklich besser.

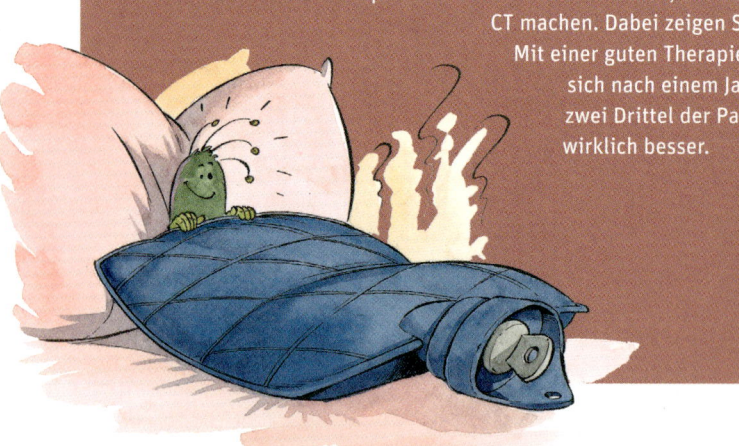

Kann Gähnen MICH MIT chronischer Müdigkeit ANSTECKEN?

Liebe Marion!

Entschuldige, dass ich mich in den vergangenen Tagen nicht zurückgemeldet habe.

Ich bin so so so müde, dass ich's kaum beschreiben kann. Ich glaube, da hat die deutsche Sprache auch gar keine Wörter für. So müde bin ich.

Was bin ich kaputt. Sooo fertig, das kannst Du Dir gar nicht vorstellen. So bin ich im Eimer. Einfach hinüber. Todmüde und kaputt.

Nur am Gähnen. Zum Ablegen müde. Völlig am Ende und einfach nur noch auf allen vieren. So so kaputt bin ich.

Findest Du, dass ich ein bisschen übertreibe? Ach Quatsch, was frag ich, Du kannst das ja gar nicht einschätzen, so was Müdes, Kaputtes, Hinüberes wie mich hast Du ja noch gar nie gesehen!

Gestern Nachmittag hat mich eine Freundin besucht, und zur Begrüßung haben wir uns herzlich in den Arm genommen. Ich bin in dem Moment an ihrer Schulter eingeschlafen! Und wir natürlich zusammen aufs Maul geflogen. Die hatte ja nicht damit gerechnet, dass sie von einer Sekunde auf die andere meine Kilos auch noch mit aufrecht halten soll. Ich war auch gar nicht sauer auf sie.

Später ging sie zur Toilette, und ich wollte Milch für den Kaffee aus dem Kühlschrank holen. Die stand in einem Krug weiter hinten, sodass ich richtig ins Fach rein musste. Ich hab nur ganz kurz den Kopf abgelegt und bin sofort eingenickt.

Jetzt macht sich meine Freundin natürlich Sorgen, weil sie meint, das wär nicht mehr normal. Sie kam vom Klo zurück und hat mich in dem Moment geweckt, als ich im Traum in einem sehr süßen Bikini auf Skiern einen steilen Abhang hinunterwedelte.

Deswegen schreibe ich Dir das heute, weil sie und mein Mann darauf bestanden haben, dass ich Dich hinzuziehe. Ich dachte, das ist nur so eine Phase, man ist halt manchmal ein bisschen groggy.

Aber als ich heute morgen dann auch noch jjj ... jetzt bin ich mit dem Kopf aufs j gefallen.

Ich glaub, ich hab ein bisschen geschlafen, entschuldige.

Jetzt reicht's wirklich.

Kannst Du mal nachgucken, was das ist?

Oje, liebe Cordula,

das steckt ja an, ich muss dauernd gähnen. Weißt du eigentlich, warum Gähnen ansteckend ist? Weil wir nur überleben können, wenn wir die Gefühle der anderen, unserer Mitmenschen, richtig einschätzen können. Dafür haben wir in unserem Gehirn ein Netz von Nervenzellen, die Spiegelneuronen. Und die vergleichen Gesten und Mimik unseres Gegenübers mit dem, was wir dazu gespeichert haben, und interpretieren das Ganze. Nur so kann ich mich in Dich hineinversetzen und Deine Gefühle nachvollziehen.

Ich muss, wenn ich das so bedenke, ziemlich viele Spiegelneuronen haben. Also: Gähnen ist so eine Geste, die intensiv über die Spiegelneuronen verlinkt ist und uns mitgähnen lässt. Aus gruppendynamischen Gründen. Da hat sich die Evolution schon was dabei gedacht. Sie hat gemeint, man müsse unseren Alltag synchronisieren. Alle müssen gleichzeitig müde werden. Was wäre das für ein Zusammenleben, wenn die einen gähnen und ins Bett gehen – und die anderen putzmunter einen draufmachen. Das gefährdet doch den Zusammenhalt der Partnerschaft, des Freundeskreises, der Stadttttttttttttttttttttttttttttttttttttttt. Aufs t gefallen.

Oh, bin ich müde. Studien zeigen übrigens, es sind die besonders mitfühlenden Menschen, die sich leicht vom Gähnen anstecken lassen.

Also ich fühle mit Dir – und leg mich aufs Ohr.

MAAARIOON!!!!

Nicht hinlegen jetzt! Bitte!

Mich hat aber gar keiner angegähnt!

Also muss ich ja krank sein!

Oh mein Gott! Bei mir lag's nicht am Gähnen! Es muss also ernstere Gründe haben, warum ich so müde bin, UND DU LEGST DICH AUFS OHR!!!!

Man sagt doch auch todmüde!

Ich bin todmüde, Marion!

Das ist das Ende.

Diesmal wirklich. Ich merke das.

Und Du schläfst.

MARIOOON!

Liebe Cordula,

Okay, noch schnell die gute Nachricht: Du leidest nicht unter dem chronischen Müdigkeitssyndrom. Das hättest Du viel länger. Und Du wärest auch schrecklich traurig, und alles fühlte sich an wie Blei, Du wärst völlig antriebslos. Und das nicht nur für vier Tage. Wenn Du das hättest, müsste ich ein Buch schreiben, um Dir das zu erklären. Also das hast Du nicht. Burnout? Nein. Ausgebrannt bist Du noch lange nicht. Dazu kenn ich Dich zu gut. Eine Tsetsefliege, die die Schlafkrankheit überträgt, hat Dich nicht gestochen. Die gibt's hier nicht. Nur in Afrika. Schnarchen, wissen wir, tust Du nicht. Also das ist auch nicht die

Ursache Deiner plötzlichen Tagesschläfrigkeit. Auch kein Tumor, kein Stoffwechselleiden, kein schwerer Eisenmangel … So eine harmlose Frühjahrsmüdigkeit kann es leider auch nicht sein, weil wir August haben. Weißt Du was, Cordula, Du bist einfach müde, weil es schwül draußen ist. Heiß und feucht. Schwüle, das ist nun mal so, gehört zu den riskantesten klimatischen und meteorologischen Gefahren – beim einen sorgt sie für einen Herzinfarkt, aber alle anderen, unter anderem auch Dich, macht sie Gott sei Dank nur müde. Für morgen ist Regen angesagt. Der schwemmt dann Deine Müdigkeit weg. Wetten dass?

Sei froh. Müdigkeit ist ein lebenserhaltendes Phänomen. Wie Hunger, wie Durst, wie akuter, warnender Schmerz. Genauso wie Du Hunger oder Durst nicht einfach vermeiden kannst, weil Du es gerade nicht willst, kannst Du das mit der Müdigkeit auch nicht tun. Liebe sie einfach. Sie zeigt Dir doch nur: Du brauchst Ruhe. Gegen Müdigkeit gibt es ein wunderbares, hundertprozentig wirksames Rezept, ohne Nebenwirkungen: schlafen. Ich würde mir allerdings nicht gerade den Kühlschrank dafür aussuchen.

Gute Nacht,
Marion

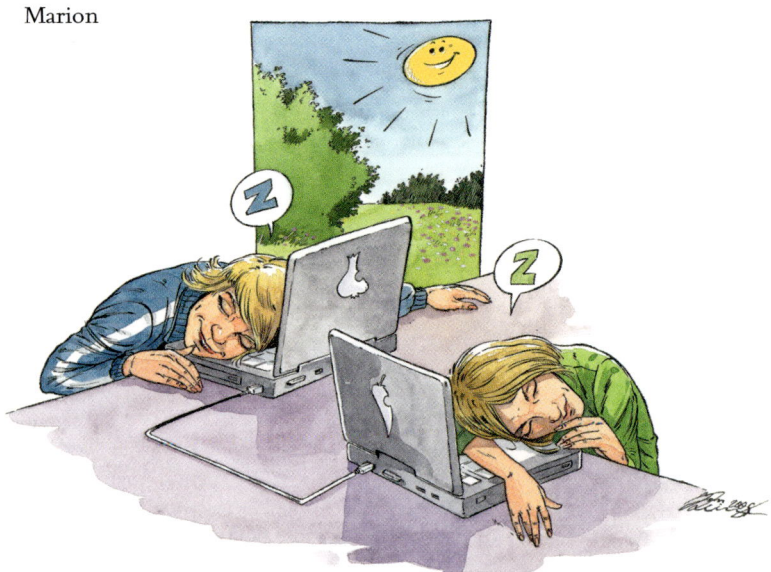

KLEINER MÜDIGKEITS-SURVIVAL-GUIDE

Sich munter kneippen.
Kräuterpfarrer Kneipp (1821–1897) empfiehlt bei geistiger Erschöpfung und allgemeiner Müdigkeit ein kaltes Armbad. So geht's: Das Waschbecken mit kaltem (weniger als 18° C) Wasser füllen. Die Arme bis zur Mitte der Oberarme für 30 Sekunden hineintauchen. Bitte vorher abbrechen, wenn man ein unangenehmes Kältegefühl verspürt. Nach dem Bad das Wasser von den Armen streifen – nicht abtrocknen. Dann die Arme bewegen, bis sich wohlige Wärme in ihnen ausbreitet.

Hallo-wach-Vitamine nehmen.
Fehlen dem Körper die Vitamine B und C, die am Energiestoffwechsel beteiligt sind und mithelfen, den Körper mit ausreichend Sauerstoff zu versorgen und ihn leistungsfähig zu machen, fühlt man sich antriebslos und müde. Stress, Rauchen, Antibabypille sowie übermäßiger Kaffee- und Alkoholkonsum rauben dem Körper genau diese Vitamine. Sie stecken in Paprika, Brokkoli, Zitrusfrüchten, Sauerkraut, Hülsenfrüchten, Vollkornreis, Hering, Hefeflocken, Eiern, Nüssen oder Käse. Und manchmal lohnt ein ernstes Gespräch mit seinem Arzt oder Apotheker.

Mineralien wecken Müde.
Um ständiger Müdigkeit vorzubeugen, sollte man sich gut mit Eisen, Magnesium, Kalium und Jod versorgen. Eisen braucht der Körper, um neue Blutkörperchen bilden zu können, die Transportschiffchen für munter machenden Sauerstoff im Körper. Top-Lieferanten: grünes Gemüse, Fleisch, Hülsenfrüchte, Nüsse und Vollkornprodukte. Magnesium spielt eine wichtige Rolle im Energiestoffwechsel, hält den Kreislauf in Schwung und lässt Muskeln und Nerven richtig arbeiten. Bitte tanken mit magnesiumreichem Mineralwasser, Nüssen, Hülsenfrüchten und Vollkornprodukten. Fehlt Kalium aus Banane, Tomate oder Apfelschorle, geraten Wasser-Elektrolyt-Haushalt und Energiestoffwechsel aus dem Gleichgewicht. Macht müde! Und nicht zu vergessen: Jod. Die Energiedrüse des Körpers, die Schilddrüse, braucht das Spurenelement, um ihre Hormone bilden zu können. Jodmangel setzt den Energiestoffwechsel auf Sparflamme, macht antriebslos und müde. Gute Jodquellen sind Fisch, Meeresfrüchte, Algen und Meersalz.

Wie viel LAKRITZE BRINGT MICH UM?

Hallo Cordula,

ich kau gerade eine Lakritzschnecke, und da fiel mir ein, dass eine Berlinerin eine Süßwarenfirma verklagt hat, weil sie ziemlich viel Lakritze gegessen hatte, mit Herzbeschwerden zusammenbrach und mehrere Wochen ins Krankenhaus musste. In Lakritze steckt nämlich Glycyrrhizin, und wenn man zu viel davon erwischt, sinkt die Kaliumkonzentration im Blut, da steigt der Blutdruck an, und es kann zu Herzrhythmusstörungen kommen. Und das, meinte die Dame, hätte auf der Packung stehen müssen. Der Richter hat die Klage natürlich abgewiesen.

Im Grunde müsste ja dann auf jeder Packung Karamellbonbons stehen: »Zu viel davon verklebt Ihre Adern.« Oder auf dem Schnellschlemm-mich-Menü: »Für ein frühzeitiges Ableben durch übermäßigen Genuss von Fertigprodukten übernehmen wir keine Haftung.« Oder auf der Chipstüte: »Vorsicht, mit einer Packung ist Ihr Tagesbedarf an krebserregendem Acrylamid bei Weitem gedeckt.«

Also stell Dir nur vor, die Frau hat 400 Gramm Lakritze am Tag gegessen! Fast ein Pfund.

Ich hoff nicht, dass ich daran schuld bin. Ich hab irgendwann mal in einem meiner Bücher geschrieben, dass Lakritze den Fettstoffwechsel anregt. Das tut sie ja wirklich. Aber doch nicht 400 Gramm! Das hätte ich, meinst Du sicher, auch schreiben müssen. Ausdrücklich: »Nicht 400 Gramm! Weil Sie sonst vielleicht Ihre schlanke Linie nicht

mehr erleben!« Vielleicht hast Du ja recht. Ich denk mal drüber nach.
Also, was ich eigentlich sagen wollte: Mach Dir nicht immer Sorgen, wenn Du was isst, dass es nicht gut für Dich sein könnte. Franz Kafka hat mal an seinen Vater geschrieben, wie er selbst zum Hypochonder wurde: »Der Gedanke an meine gute Verdauung reichte, um sie zu verlieren.« Also: Der Gedanke reicht, und man verliert seine gute Verdauung oder seinen Schlaf oder seine nicht vorhandenen Kopfschmerzen …!
Bis bald, Marion

Liebe Marion!

Die Sache mit der Klagerei habe ich vor Jahren schon durchgehabt. Ich war, glaube ich, sieben, da hab ich mit meiner Mutter ein Riesentheater angefangen, weil ich eine Wollstrumpfhose anziehen sollte, beim Überstreifen jedoch befand, dass sie kratzt. Ich war wirklich sehr erbost und habe meiner Mutter anhand lauthals formulierter Drohungen (Kindernot-Telefon, Anzeige beim Jugendamt etc.) unmissverständlich klargemacht, dass mir niemand eine kratzige, juckende Wollstrumpfhose unterjubeln kann. Woraufhin sie mir vehement für immer den Zahn zog, dass man für bewusst eingegangene Risiken irgendwo Regress anmelden kann. Ich hatte nämlich den Kauf dieser Strumpfhose unter ähnlichem Theater (Drohung mit Jugendamt, Kindernot-Telefon) im Geschäft regelrecht erzwungen, weil ich das Rot unbedingt haben wollte. Seitdem lege ich beim Kauf sowie beim Genuss bestimmter Artikel eine größere Vorsicht an den Tag als noch als Siebenjährige. Dieses Vorgehen empfehle ich grundsätzlich jedem Verbraucher, weil ständiges Anrufen von Gerichten langfristig die Richter nervt. Da hat man beim Urteil dann auch nichts von.

Aber danke für den Kafka-Tipp! Ich versuche jetzt mal, gedankenloser durch meinen Alltag zu gehen, dann klappt es auch mit der Verdauung!

Oh neiiiiiiin!!! Jetzt habe ich dran gedacht! Und ich war doch heute noch nicht. Hoffentlich habe ich das jetzt nicht vergeigt!
Deine Cordula

Wer fürchtet SICH VORM BÖSEN ZUG?

Liebe Marion!

Ich frag mich seit Jahren: Was hat es eigentlich mit diesem bescheuerten DURCHZUG auf sich?

Menschen schalten augenblicklich auf Schnappatmung, sobald jemand im Raum äußert: »Hier zieht es aber!«

Jahrelange Beobachtung macht mich absolut sicher in meiner Behauptung: Gibt es irgendwo auch nur die leise Vermutung eines Durchzugs, versetzt das die Menschen in größere Ängste, als es eine bevorstehende Krampfaderoperation könnte.

Ach, was rede ich von Vermutung! Die speziellen Kandidaten, die stets vom Durchzug verfolgt sind, vermuten ihn nicht, sie skandieren ihn, sie brüllen ihn heraus.

Wie oft hab ich schon irgendwo mit ein paar Leuten gesessen, und plötzlich weicht meinem Gegenüber die Farbe aus dem Gesicht, die Augen weiten sich, und in einer blitzschnellen Körperdrehung, während er fahrig im Raum herumsucht, stößt er ein Buchstabenstakkato aus:

»HIER! ZIEHT! ES! IRGENDWO!«

In der Regel ist dann auch nix mehr zu machen. Die Runde muss sofort aufgelöst werden, es müssen alle in sichereren Räumen untergebracht werden, wenn diese todbringende Kaltfront nicht sofort abzustellen ist. Man hat ja lediglich einen Zugriff auf den DURCHZUG, wenn ihm durch das Schließen irgendeiner Raumöffnung Einhalt geboten werden kann. Wenn nun aber in der Nachbarstadt ein Bürger im ungünstigen

Winkel eine Tür hat offen stehen lassen, kann man absolut nix mehr machen. Dann muss man weg. Sofort.

SONST! HOLT! MAN! SICH! EINEN! ZUG!

Bitte, Marion, vielleicht kannst Du der Menschheit helfen durch Aufklärung? Ich bin's auch leid, ständig in der Gefahr zu leben, dass sich die gemütliche Runde wie nach einem Giftbombenanschlag sprengt und immer ich nicht merke, VON WO DENN NUN DIESER DURCHZUG KOMMT???

PS: Wenn ich von Kaltfront schreibe, ist das auch wieder nicht ganz richtig. Denn wenn ich die Zugpaniker richtig verstanden habe, ist das Perfide am DURCHZUG ja gar nicht, dass er kalte Luft bringt, sondern auch im Hochsommer – und gerade dann!!! – auf leisen Pfoten das Raumklima von Pumakäfig auf atembare Luft umbaut, dabei aber unzählige steife Nacken und andere schwere Erkrankungen nach sich zieht. ZIEHT, verstehste?

Liebe Cordula,

ich hab leider gerade gar keine Zeit, sitze an einer Geschichte über Selen. Da stand in der Zeitung, dass es das Risiko für Diabetes um 50 Prozent erhöht.

Das macht mir jetzt gerade mehr Sorgen.

Nimmst Du eigentlich Selen?

Zum Thema »Durchzug« – ich nehme an, dass Du Dich auch irgendwann von der Panik anstecken lässt – ein einfacher Tipp: Wickel Dir was rum, wo es hinzieht. Nur die Stellen, die nicht von Kleidung bedeckt sind, geraten in Gefahr, vom Zug erwischt zu werden: Nacken. Augen. Füße.

Hoffe, das hilft Dir solange.
Liebe Grüße,
Marion

Kriegt man VON SELEN DIABETES?

Ja, und was ist jetzt mit diesem Selen? Aufessen oder Finger davon lassen?

Bald bin ich so erschöpft von den ganzen Gefahrenmeldungen, auf die man dauernd stößt, dass ich mich gar nicht mehr aufregen kann.

Man muss ja auch irgendwo die Energie haben, um sich um seine Gesunderhaltung zu kümmern.

Sag mir bitte sofort und in einfachen Worten, was Du über Selen weißt und ob ich mir das weiter hinter die Ohren tupfen kann.
Deine Cordula

Hallo Cordula!

Ja, heute Morgen ist zur Abwechslung auch mal mir mein Vitalstofftrunk im Hals stecken geblieben. In der Zeitung stand: Selen erhöht Diabetes-Risiko. Um 50 Prozent. Jesus!, dachte ich, was schluck ich da gerade? Tausende von Studien haben doch bislang gezeigt: Selen stärkt das Immunsystem, beugt Krebs vor. Selen macht doch auch noch schön. Und nun warnen Ernährungsmediziner von der Warwick Medical School: Wer täglich Selenpräparate nimmt, habe nach acht Jahren ein knapp 50 Prozent höheres Risiko, an Typ-2-Diabetes zu erkranken, als Menschen, die ein Scheinmedikament schlucken.

Ich schildere Dir das jetzt mal ausführlich, weil, wenn Du einmal kapierst, wie Statistik zu Schlagzeilen führt und was dahintersteckt, hast Du nie mehr Angst um Dein Herz, Deine Gehirnzellen, Dein Leben, sobald in der Zeitung steht: Vitamine & Co. sind gefährlich.

Also in der Zeitung stand: Die Forscher teilten 1200 Menschen in zwei Gruppen auf, die eine erhielt 200 Mikrogramm Selen, viermal so viel, wie täglich empfohlen wird. Die anderen ein Scheinmedikament. Acht Jahre später hatten 58 der Selenschlucker Altersdiabetes. Und in der Kontrollgruppe 39. Also ein Unterschied von 19 Menschen. Von 600. Und das darf man dann statistisch als 50 Prozent bezeichnen, obwohl 542 trotz Selen keinen Altersdiabetes entwickeln. Was mich schon mal ein bisschen beruhigt. Merkst Du, Cordula, so musst Du all die Studien sehen, die da in der Zeitung stehen. Bevor bei Dir wieder die Panik hochsteigt.

Liebe Cordula, warum genau diese 19 Menschen mehr Altersdiabetes bekamen, wissen die Wissenschaftler nicht. Mich wundert das auch, denn wir brauchen Selen dringend für die Schilddrüsenhormone. Und wenn wir davon zu wenig haben, dann werden wir dick. Und dick sein ist ein Risiko für Altersdiabetes. Also: Genau das Gegenteil müsste eintreffen.

Ich hab dann – natürlich auch an Dich denkend – noch ein bisschen recherchiert und herausgefunden, dass es sich in der Studie um Hautkrebspatienten handelte. Man gibt also kranken Menschen ein hochdosiertes Monopräparat über Jahre hinweg und stellt fest, dass 58 statt 39 Altersdiabetes entwickeln.

Wie viele Menschen entwickeln denn ansonsten laut statistischer Prognosen Altersdiabetes? Zehn Prozent. Also von 600 auch etwa 58. Nun frage ich mich: Warum haben die Menschen mit dem Scheinpräparat weniger Altersdiabetes entwickelt als normal? Was war in dem Scheinpräparat? Na ja, nur so nebenbei gedacht.

Ich hab diese mich, und Dich wahrscheinlich auch, natürlich verunsichernde Studie gleich meinem Arzt gefaxt. Der sagt: »Deswegen sind die Südamerikaner (Selenspiegel 240, Kanada 190, wir: 70) alle so fett und haben Diabetes – und wir sind dünn (und gesund …). Und deswegen haben die Japaner alle Diabetes und sind fett … In Algen ist hochdosiert Selen.«

Er schickte mir dann auch noch einen Haufen Studien, die zeigen, wie stark Selen vor Magenkrebs, Speiseröhrenkrebs, Prostatakrebs etc. schützt.

Tja, was soll man nun glauben? Also ich glaube an gesundes Essen: an das Selen in der Kokosnuss, im Fisch, in Haferflocken, Eiern, Nüssen, Gemüse, Obst. Und lass mir alle ein, zwei Jahre mal ins Blut gucken. Was bei meinem Pferd ganz selbstverständlich gemacht wird. Und das hat übrigens Selenmangel, weil im Boden nix mehr drinsteckt. Und ich füll ihm und mir nach, wenn was fehlt, oder wenn ich meine, nun mal wieder was extra zu brauchen. Kurmäßig. Klug kombiniert mit all den anderen Vitalstoffen. Ich will keinen Krebs – und krieg sicherlich keinen Diabetes.

Marion?

Ich hab Dir leider noch gar nichts von meiner absoluten Zahlen-Legasthenie verraten. Ich bin sozusagen buchstabophil und zahlophob. So zahlophob, dass ich mir immer abends laut zählend zwei Socken für den nächsten Tag hinlege, damit ich nicht irgendwann mal fünf Stück anziehe und dann dauernd denke, da stimmt doch was nicht im Schuh.

Das ist mir sehr peinlich.

Ich wollte mal eine Macke wenigstens für mich behalten, weil ich mich mit der ganz gut eingerichtet habe und damit nun lebe wie mit einer Behinderung.

Aber jetzt habe ich Deine Antwort auf meine Selen-Frage leider überhaupt gar nicht verstanden, weil da so viele Zahlen drin vorkommen. Und das sind ja nicht reine Mengenangaben, sondern die beziehen sich ja auch noch alle aufeinander.

Das geht bei mir nicht. Raff ich nicht. Danke und Schluss. Meldet sich sofort mein Hirn ab.

Also, wie viel Prozent haben jetzt Selen im Hoden und wie viel nicht?

Und warum soll das so schlimm sein?

Ach, weißte was?

Ist mir egal.

Ich hab grad ganz andere Sorgen. Ich habe nämlich heute Morgen die komplette Paprika von gestern unverdaut ausgeschieden, habe aber, weil in Paprika ja auch Vitamin C ist, gestern keine Orange mehr gegessen.

KLEINER SELEN-SURVIVAL-GUIDE

Wie viel? Das Bundesinstitut für Risikobewertung hält eine Menge von 30 Mikrogramm Selen als Nahrungsergänzung für unbedenklich. Sicherlich schaden auch 150 Mikrogramm Selen nicht, wenn man es nicht völlig unkontrolliert als Monopräparat über acht Jahre hinweg nimmt. Nur: Es heißt Nahrungs*ergänzung*. Und die schafft es nie allein, einen gesund zu halten. Nie!

Und heute erfahre ich also per Stuhlbeobachtung (warum sagen die dazu eigentlich immer Stuhl?), dass ich das Vitamin C aus der Paprika gar nicht aufgenommen hab.
Jetzt muss ich heute also irgendwie noch die doppelte Menge an Vitamin C zu mir nehmen, davon wird mein Magen dann aber immer so sauer.
  Also, bleib mir heute bitte vom Hals mit Selen.
  Auch wenn ich selbst danach gefragt hab, ich weiß.
  Aber das pack ich jetzt nicht auch noch.
  Deine Cordula
  PS: Magenkrebs wäre natürlich total Stuhl.

Dritter Gesundheitstipp

TRÄNEN. Das weiß jeder: Lachen hält gesund. Man sollte aber unbedingt Tränen lachen. Denn Forscher haben ausgerechnet in der Tränenflüssigkeit Enzyme gefunden, die Bakterien killen, das Hormon Prolaktin, das sich positiv auf unser Gemüt auswirkt, und ausgeschwemmte Gifte. Weinen senkt das Risiko für Migräne, Krankheiten des Verdauungsapparates und des Herz-Kreislauf-Systems.

Zugluft JETZT DOCH UNGEFÄHRLICH?

Liebe Marion!

Nach Deiner Mail von vorgestern sitze ich mit meinem Freund Jürgen zusammen, und da macht dieser Jürgen plötzlich folgende bahnbrechende Aussage: »Durchzug ist eine der Legenden in der Menschheitsgeschichte.« Ich wollte mir schon vor Begeisterung die Klamotten vom Leib und alle Fenster aufreißen, aber frage doch lieber erst noch mal bei Dir nach. »Von Zugluft ist noch niemand krank geworden …«, steigerte sich Jürgen. Und ich fände das einfach zu schön, um wahr zu sein!

Wir wurden dann unterbrochen, sodass ich hier nur mit diesen zwei starken, überaus beglückenden Aussagen operieren kann und Dich nun inständig bitte, sie extrem wohlwollend zu prüfen.

Wusstest Du schon, was Jürgen weiß?

Warum soll Zugluft denn plötzlich so ungefährlich sein?

Und: Warum soll sie überhaupt jemals so gefährlich gewesen sein?

Ich habe mich stets sklavisch daran gehalten, jeglichen Durchzug zu vermeiden, noch aus der Kindheit die Entsetzensschreie meiner Mutter im Ohr:

DU SITZT IM DURCHZUG!!!

Wahrscheinlich bin ich im zunehmenden Alter eh meiner Mutter nicht so unähnlich, was ich aber in jedem Fall von ihr übernommen habe, ist seit zwei Tagen die ständige Unruhe, dass es irgendwo, wo nicht ich allein die Herrschaft über Fenster und Türen habe, ziehen könnte.

Wenn Du mal kurz nachdenkst, erinnerst Du Dich mit Sicherheit, dass ich auch gestern Abend am Telefon geäußert habe: »Hier zieht's!«

Geht gar nicht anders. Irgendwo zieht's ja immer.

Oh mein Gott! Nicht auszudenken, wie groß mein Glück wäre, wenn ich diese alles umspannende Sorge los hätte! Und was mache ich mit der freien Zeit? Hoffentlich kommen dann nicht von irgendwoher neueste Forschungsergebnisse, dass man Gegenden meiden soll, in denen es drückt.

Liebe Cordula,

nun hast Du mich ja kräftig erschreckt. Zugluft ungefährlich? Das hab ich noch nie gehört! Das ist mir völlig neu. Ich weiß zwar, dass Luft an und für sich unser Lebenselixier ist. Und wir in hermetisch abgedichteten Räumen keinen klaren Gedanken fassen können, ja kürzer leben würden. Ich weiß, dass Menschen sich für teures Geld Sauerstoffmasken in Bars aufsetzen, O_2-Wasser trinken ... Aber dass es gesund sein soll, wenn die Luft eine Geschwindigkeit von mehr als einem Meter in der Sekunde annimmt, zum Zug mutiert, das war mir ehrlich neu.

Ich bin natürlich gleich ins Netz und hab gesucht. Als Erstes sah ich den Werbelink: »Zugluft im Angebot!« Bei www.noch-billiger.de. Da ist mir regelrecht der Atem gestockt: Menschenskinder, da hast du ja wirklich was nicht mitgekriegt. Zugluft kann man sogar schon kaufen. Natürlich klick ich gleich rein bei noch-billiger.de. Zwei Treffer für den Begriff Zugluft. Allerdings nur Zugluft-Stopper. Nach weiteren Recherchen hab ich mir überlegt, Dir den im Doppelpack für 19,95 Euro zu schicken, damit Du diese Mail besser verdaust. Einen davon könntest Du Dir in die Handtasche stecken – und immer dabeihaben. Allerdings dachte ich, vielleicht wäre ein Zugluftier dann doch besser. Dabei handelt es sich um eine Plüschkatze mit extrem langem Körper. Die könntest Du Dir auf Deinen Wegen von Zugluftort zu Zugluftort um Deinen empfindlichen Nacken schlingen, um die Augen, um die Knie ... Das Zuglufttierchen wäre dann immer bei Dir, auf dem Fahrrad, im klimatisierten Auto, im Flugzeug. Gibt's auch in unauffälligem Schwarzweiß.

Das Ergebnis meiner Zugluft-Recherchen hat wenigstens mich beruhigt: Keine neuen Forschungsergebnisse. Alles beim Alten. Zunächst einmal: Was das Nichtmögen von Zugluft betrifft, bist Du nie allein. Charlie Chaplin geriet in Panik, wenn irgendwo ein Fenster offen stand. Und auch Hausstaubmilben mögen keine Zugluft. Die lieben hohe Luftfeuchtigkeit, da gedeihen sie prächtig. Und schön feucht haben sie es in diesen modern isolierten Wohnungen, wo kein Hauch Frischluft durch Ritzen kommt. Nun musst Du Dich entscheiden, was Dir lieber ist: in einem Heer von Hausstaubmilben zu leben, das Risiko einer Allergie auf Dich zu nehmen – oder Dir inmitten von Windgeschwindigkeiten von mehr als einem Meter pro Sekunde (so wird Zugluft definiert) eventuell eine Krankheit zu holen. Übrigens: Merkwürdigerweise erkranken gerade die Zugluft-Paniker und somit -Meider viel häufiger. Ja, ich erinnere mich, dass Du gesagt hast: »Hier zieht's!« Nicht nur einmal.

Zum Verständnis, was da im Körper passiert: Zugluft kühlt die Körperpartien ab, die nicht durch Kleidung geschützt sind. Tut sie das lange, weil man ganz ausgiebig herumsitzt in diesem Zug, im Büro, im Auto, im Flugzeug, dann verengen sich die Gefäße in der Haut, sie wird schlechter durchblutet. Das Ganze hat leider auch noch eine »Fernwirkung«:

- Zugluft im Nacken verschlechtert die Durchblutung des ganzen Nasenrachenraumes. Darüber freuen sich beispielsweise in der Nasenschleimhaut die Erkältungsviren.
- Zugluft an den Füßen begünstigt eine Blasenentzündung.
- Zudem sorgt Zug dafür, dass sich die Muskulatur verspannt, und er reizt die Nervenenden in der Haut. Darum tut der Nacken dann so höllisch weh.
- Manche schmerzen auch die Gelenke, vor allem dann, wenn sie schon unter Gelenkverschleiß oder einer rheumatischen Erkrankung leiden. (Nein, das tust Du, wie ich das sehe, nicht!)
- Eine weitere Gefahr: Bindehautentzündung. Zugluft trocknet die Bindehaut des Auges aus, man sieht rote Äderchen, die Augen tränen und sondern ein schleimiges, eitriges Sekret ab.

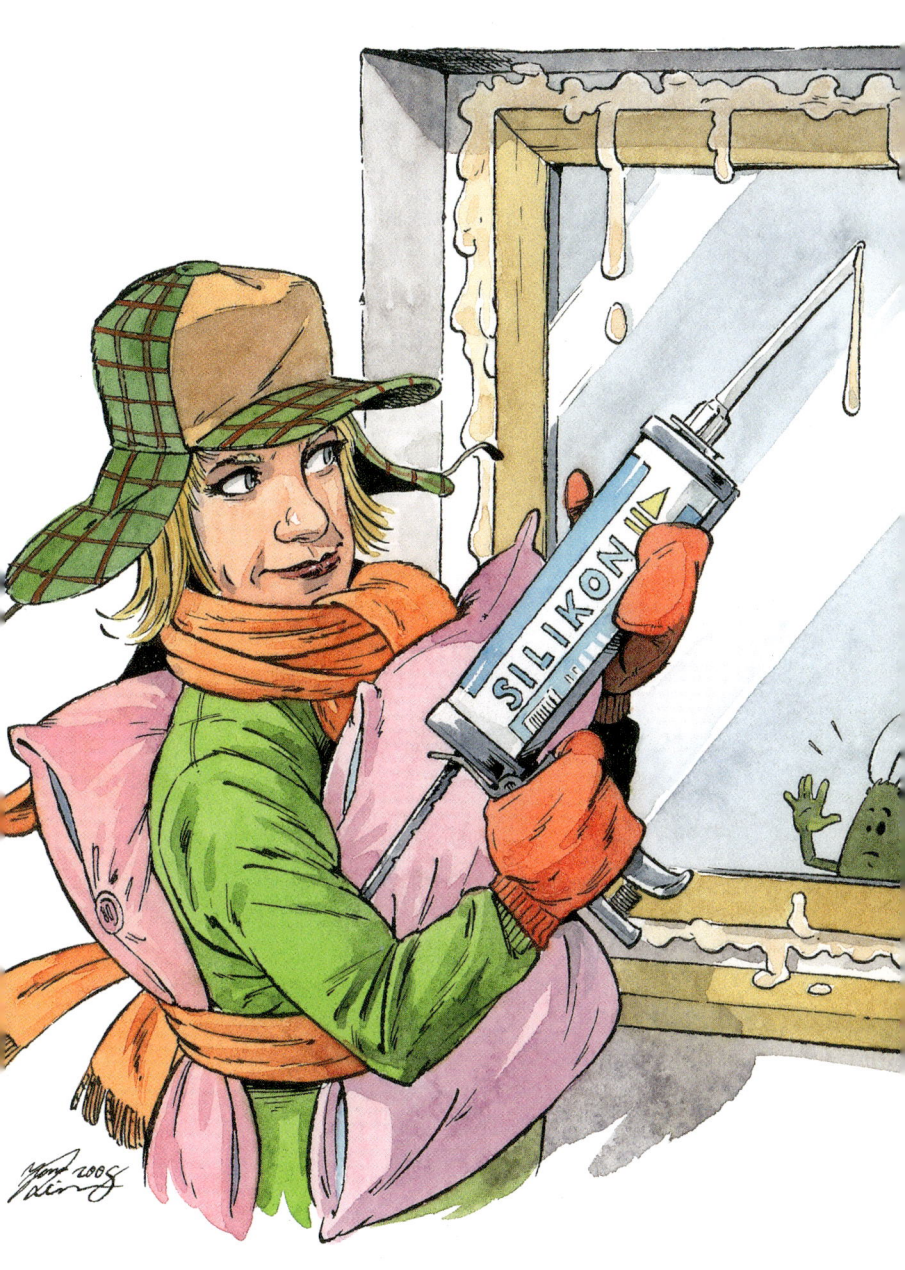

Also: Manche Menschen sind halt zugempfindlich, andere nicht.
Am besten ist, man macht sich so wenig wie möglich Gedanken darüber.
Mir macht Zug überhaupt nichts aus. Obwohl ich wie Du eigentlich zu
der zugempfindlicheren Hälfte der Menschheit gehöre. Männer sind
da viel härter im Nehmen. Sie haben keine so feuchte Haut wie wir, es
entsteht weniger Verdunstungskälte.

Vielleicht ist es ja gut, dass Du Dich vor Zug fürchtest, weil Du dann
auf der Flucht, sprich in Bewegung bleibst. Menschen, die sich viel
bewegen, leiden viel seltener unter Zug. Ich habe Dir noch einen kleinen
Zugluft-Survival-Guide zusammengestellt – und hoffe, dass Du heute
Nacht beruhigt schläfst.

Liebe Marion,

heute ist Dein Zugluft-Paket angekommen. Super, danke! Diese
Zebra-Wurst sieht ja total echt aus. So echt sogar, dass ich dann in der
Fußgängerzone richtig Stress gekriegt habe mit einer PETA-Gruppe,
die hatten sich da gegen Tierversuche mit Flugblättern hingestellt.
Beim Davonlaufen bin ich noch voll aufs Maul geflogen, Gott sei Dank
hat ein BMW-Fahrer dann vor dem Zebra gehalten. Das war knapp!
Deine Cordula

Vierter Gesundheitstipp

EIN GLÄSCHEN VORBEUGEMEDIZIN. Angst vor Vitaminpillen? Kein Problem. Es gibt etwas ohne Nebenwirkungen, was vor Schnupfen und Krebs schützt, vor Alzheimer, Herzinfarkt und all den anderen apokalyptischen Reitern der Neuzeit. Etwas, wofür man in der Apotheke schon 30 Euro fürs Fläschchen hinlegen müsste, stünden all die gesunden Wirkungen drauf. Das Elixier heißt: frisch gepresster Gemüsesaft.

KLEINER ZUGLUFT-SURVIVAL-GUIDE

Klimaanlagen meiden. Es sind wahre Zugschleudern. Sie rauben der Luft zudem die Feuchtigkeit, Schleimhäute trocknen aus, verlieren an Schutzfunktion. Wenn man um die Klimaanlage nicht herumkommt: Sechs Grad Unterschied zur Außentemperatur sind genug. Mehr belastet das Herz-Kreislauf-System, und die Erkältungsgefahr steigt rapide.

Gut anziehen. Nur die Stellen kriegen einen Zug, die nicht geschützt sind: Nacken, Augen, nackte Füße.

Nicht zu kalt anziehen. Wer in kühler Umgebung arbeitet, verkühlt sich leicht. Also am besten schon morgens an die Temperatur am Arbeitsplatz denken, weniger an die Außentemperatur.

Nicht zu warm anziehen. Wer verschwitzt aus dem Pullover schlüpft, empfindet den Zug als angenehm. Die Verdunstungskälte kühlt aber die Haut, Blutgefäße ziehen sich zusammen, Muskeln verspannen, Nerven jammern …

Vorsicht mit Feuchtigkeitscreme. Die Haut der Frau ist schon von Haus aus feuchter als die des Mannes und kühlt wegen der dadurch entstehenden Verdunstungskälte leicht ab. Feuchtigkeitscreme verstärkt diesen Effekt unnötig.

Viel Bewegung. Macht nicht nur die Muskulatur unempfindlicher gegen Zug, man hält sich auch weniger in Zugluft auf.

Türen und Fenster schließen. Vor allem, wenn man an Ort und Stelle verharrt, zum Beispiel im Büro, beim Bügeln oder im Schlafzimmer. Experten raten: Lieber viermal am Tag zehn Minuten lang kräftig durchlüften. Das mindert auch die Luftfeuchtigkeit – und Milben mögen's nicht.

Kann man DURCH NIESEN TAUB WERDEN?

Boah, Marion!

Ich hatte gestern eine Niesattacke, da hättest Du einen 15-minütigen Kurzfilm draus machen können! Bei 20 hab ich aufgehört zu zählen!
Und hinterher musste ich das Fenster putzen, an dem ich gerade stand.

Liebe Cordula,

Du hattest gestern einen Niesanfall? Gut, dass Du nicht im Auto gesessen bist. Denn dann ist der wirklich gefährlich. Da verliert man die Kontrolle und kann ein Stoppschild überfahren – und ganz dumm in der Kreuzung hängen. Also, Du hast niesen müssen – und das noch ohne ersichtlichen Grund. Keine Pollen, keine Erkältung, kein Staub …
Vielleicht hat ja jemand irgendwo über Dich gesprochen. Das glaubt man in Ostasien. Aber ich glaube, ich habe die bessere Erklärung: Du leidest unter dem ACHOO-Syndrom, Autosomal Dominant Compelling Helio-Ophthalmic Outbursts of Sneezing. Klingt gut, gell? Musst Du Dir merken – endlich mal eine neue »Krankheit« mit einem intelligent klingenden Namen für den Kaffeeklatsch. Die Erklärung: Du hast ins Licht geguckt. Schien die Sonne durchs Fenster? Ein Viertel der Menschheit leidet unter dem »Photischen Niesreflex«, durch Licht erzeugter Niesreflex. Helligkeit bringt sie zum Niesen.
Der Philosoph und Staatsmann Francis Bacon (1561 bis 1626) dachte übrigens, Licht zieht Wasser aus dem Gehirn, das dann die Augen zum Tränen bringt und in der Nase zum Niesen führt. Na ja, so ganz kann man das nicht glauben. Heute vermuten die Forscher, dass der Trigemi-

nusnerv, der auch für die Nasenschleimhaut zuständig ist, bei betroffenen Menschen zu nah am Sehnerv liegt. Helligkeit reizt den Sehnerv und der wiederum den Trigeminus, und das Gehirn denkt sich: Da ist was in der Nase. Und das führt zum Niesreflex.

Jedenfalls ist Niesen nicht schlecht. Die effektivste Art, Pollen, Schmutzpartikel und Krankheitserreger loszuwerden. Mit einer Geschwindigkeit von 150 Stundenkilometern düsen sie bis zu fünf Meter weit. Bei einer Windgeschwindigkeit, die Orkanstärke erreicht. Ich finde übrigens, dass es doch ein ganz lustiges Gefühl ist, wenn die Nase kribbelt und man dann so erleichternd ausschnaubt. Na ja, ich versteh schon, es wirkt natürlich nicht immer graziös.

Das soll helfen, den Niesreiz zu stoppen: Die Zunge fest an den Gaumen drücken, die Nasenspitze leicht nach oben drücken oder mit dem Zeigefinger direkt unter die Nase drücken. Na ja, sieht auch nicht gerade vorteilhaft aus.

Nein, bitte komm niemals auf die Idee, Dir die Nase zuzuhalten. Der Niesreflex hebt das Gaumensegel, komprimiert die Luft in Lunge und Rachenraum. Da entsteht ein gewaltiger Druck, der muss sich entladen. Hält man die Nase zu, könnte der Druck ins Mittelohr entweichen – und dort Schäden verursachen.

Taub durch Niesen! Das will keiner. Obwohl es schon manchmal angenehm wäre, nichts mehr zu hören. So wie kürzlich nachts um vier. Als Du mal wieder anriefst, weil Deine Zunge so komisch belegt war.

`Liebe Marion,`

es war nicht vier, es war bereits halb fünf. Und Du musst doch wegen der Pferde eh immer so früh raus.

`Liebe Cordula,`

ja, um acht.

`Oh.`

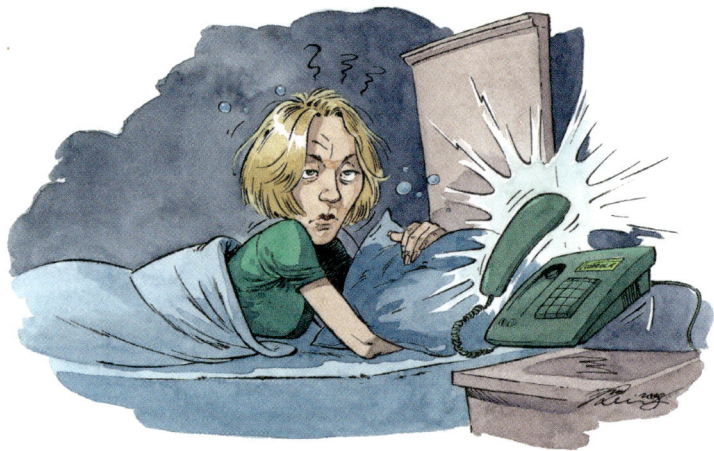

Die größten Gesundheitsrisiken

1. Altern
2. Armut
3. mangelnde Bewegung
4. Junkfood
5. Stress
6. im Haushalt arbeiten
7. Auto fahren
8. ins Krankenhaus gehen
9. starke Sonneneinstrahlung
10. Rauchen
11. Beipackzettel von Medikamenten lesen
12. zu viel Alkohol
13. Feinstaub
14. Schnarchen

Was steckt IN EINEM KUGELBAUCH?

Beste Marion!

Also.

Es gibt ja dicke Frauen, und es gibt dünne Frauen. So.

Und in beiden Körpern ist das Gleiche drin. So.

Wenn jetzt nicht irgendein Arzt in der einen sein Operationsbesteck hat liegen lassen und in der anderen nicht. So.

Kannst Du mir mal sagen, was dann genau bei einer Frau vorn im Bauch drin ist, bei der altersbedingt eine fortgeschrittene Schwangerschaft ausgeschlossen ist?

Ich habe jetzt zum x-ten Mal einer Dame mit Achtmonatskugel hinterhergegrübelt: Was ist da drin?!

Ich meine jetzt nicht die herkömmlich Dicken, die zwar ungesund, aber eher gemütlich daherkommen und – das wiederum sehr gesund – jede Hektik ablehnen. Und bei denen ja nicht mehr *im* Bauch drin, sondern eher mehr außen drumrum dran ist.

Ob die von mir gemeinten Damen eher gemütlich oder ungemütlich sind, weiß ich jetzt nicht, aber weißt Du denn, wen ich meine?

Transportieren die da irgendwas? Und was? Und wo tun die das rein? Und wo holen die das wieder raus? Und wer bestellt Waren, die von Frauen in kugelrunden Bäuchen gebracht werden?

Liebe Cordula,

machst Du Dir Sorgen um andere Bäuche? Glaub ich nicht. Du willst nicht zugeben, dass Du Dir Sorgen um Deinen Bauch machst. Der, völlig normal, manchmal zur Kugelbildung neigt. Und nicht etwa stressbedingt Jahresring um Jahresring Zucker und Fett anlegt, bis das Maßband mehr als 83 Zentimeter zeigt und somit ein eindeutiges sichtbares Indiz für den drohenden Herzinfarkt liefert. Ich hab gerade Ildikó von Kürthys »Höhenrausch« gelesen. Da steht über Frauen drin, was ein Mann denkt: »Entweder ihr seid unglücklich, weil ihr euch zu dick findet, oder ihr seid unglücklich, weil ihr auf Kohlenhydrate verzichtet. Oder ihr seid unglücklich, weil ihr schlank seid, aber nicht wisst, ob ihr euer Gewicht halten werdet. Euer jeweiliger Gemüts- und Körperzustand muss immer und unter allen Umständen thematisiert werden. Warum könnt ihr nicht einfach mal die Klappe halten und still vor euch hin abnehmen?« Deine Version von »unglücklich sein« ist also absolut neu. Das heißt, mit einem Bäuchlein, das nur ab und zu zur Kugelbildung neigt, hast Du ja schier schon Glück im Unglück.

Also, im Bauch ist ein Darm. Der ist so lang wie eine Boa constrictor. Acht Meter lang. Und am Schluss hängt der Dickdarm. So. Seine Aufgabe: fest machen und ausscheiden. Der kann sich mit Luft auffüllen. Mit Gasen. Die werden von seinen Mitarbeitern produziert, den Darmbakterien. Die fühlen sich in Deinem warmen, feuchten Dickdarm-Betriebsklima so wohl, dass 400 verschiedene Bakterien-Völker friedlich zusammenleben. Nein, die sind nicht gefährlich. Die sind gut, im Grunde genommen. Die stellen sogar Vitamin K und B-Vitamine her. Die Multikultis in Deinem Bauch essen alle aus einem Topf, ernähren sich von Ballaststoffen, von Pflanzenfasern aus Vollkorngetreide, Obst, Gemüse. Und wenn diese Bakterien die Fasern verdauen, entstehen Kohlendioxid, Stickstoff und die beiden brennbaren Gase Methan und Wasserstoff. Menge und Zusammensetzung des Gasgemisches variieren natürlich von Mensch zu Mensch und von Mahlzeit zu Mahlzeit. Und wenn das Gasgemisch nicht geregelt abgeht, macht das mitunter das, was Du eine Achtmonatskugel nennst. Übrigens: Je mehr solche Gase ein Abwind enthält, desto besser brennt er, wobei ein hoher Methangehalt die Flamme bläulich einfärbt. Nein, probier das bitte nicht aus.

Nun die schlechte Nachricht: Kriegen die Darmbakterien nicht ihre nötige Ration Fasern, tobt ein Kampf am Töpfchen. Gute Bakterien sterben. Das Klima verändert sich, der pH-Wert steigt – die bösen Bakterien können sich vermehren. Man kriegt Probleme mit der Verdauung. Einen Blähbauch zum Beispiel.

Genauso schlecht auf das Bakterienklima wirken sich Stress, Fastfood und Antibiotika aus. Sterben die guten Keime ab, dann breiten sich Krankmacher wie Hefepilze, Campylobacter oder sogar auch gefährliche Escherichia-coli-Bakterien aus.

Halt, Cordula! Ich sehe gerade ganz genau vor mir, wie Du am liebsten einen Reißverschluss vom Brustbein nach unten öffnen würdest, um nachzugucken, ob da nicht vielleicht doch ein Campylobacter drin sitzt und seine Zähnchen fletscht ...

Glaub mir, wenn Du ab und zu unter einem Blähbauch leidest, ist das wirklich keine Tragik. Da muss noch keine feindliche Coli-Übernahme stattgefunden haben. Es könnte einfach sein, dass Du Deinen Freunden da unten Kohl geliefert hast, Zwiebeln, Lauch, Knoblauch, Hülsenfrüchte – die sie freudig in Unmengen von Gas verwandeln. Damit dieses seine geregelten Bahnen nach außen nimmt und nicht stecken bleibt, könntest Du die Samen von Fenchel, Anis, Kardamom, Kümmel kauen. Oder einen Tee davon trinken. Und schwupps, bist Du zurück im nullten Monat

– und Dein Mann an der frischen Luft.

Marion?

Hab ich das gerade richtig gelesen? Die Kugelbauchdamen, um die ich mich sorgte, müssten nur mal richtig ausgiebig pupen, dann hätten die zwei Hosengrößen weniger???

Glaub ich nicht. Geht nicht. Glaub ich einfach nicht. Dann hätte man doch längst schon mal irgendwo gelesen, dass sich jemand schlankgepupt hat.

Wobei ich gerade stutze: mein Rechtschreibprogramm, das mich schon vor Fehlern warnt, wenn ich erst zum Tippen aushole, reagiert auf den Begriff »schlankgepupt« gar nicht. Überhaupt nicht. Lässt schlankgepupt unkommentiert stehen.

Schlankgepupt schlankgepupt schlankgepupt.
Nichts. Das muss es geben! Du hast recht. Hammer!
PS: Glaub ich nicht.

Liebe Cordula,

kann das sein, dass Du mich gerade nicht besonders ernst nimmst? Ich schreib und recherchier mir hier einen Wolf – und das ist der Dank? Du wolltest doch wissen, was mit den Kugelbäuchen ist. Meinst Du, ich stell mir selbst so eine Frage?? Ich glaub, ich werde zukünftig mal erst eine Nacht darüber schlafen, bevor ich mich von Deinen 1000 Überlegungen in die Recherche treiben lasse.

Liebe Marion!

Hab ich Dir eigentlich schon mal ein Dankeschön gesagt für all Deine Mühe? Nee, ne?

DANKE, MARION!
DANKE, DANKE, DANKE!

Deine Cordula
PS: DANKE!!!

Oh, Cordula!

Natürlich schlaf ich keine Nacht, bevor ich Dir antworte. Könnte ich gar nicht – ohne Baldrian ...

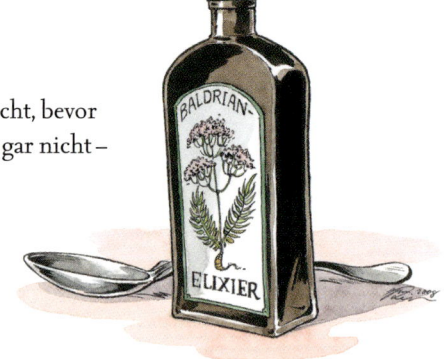

BLÄHBAUCH-SURVIVAL-GUIDE

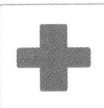

Weniger Gase schlucken. Kohlensäurehaltige Getränke meiden. Und langsam essen, dann kommt auch nicht so viel Luft mit.

Blähendes meiden. Kohl, Lauch, Zwiebeln, Hülsenfrüchte regen die Bakterien zur Steigerung der Gasproduktion an.

Bakterien mit Inulin bestechen. In Topinambur, Artischocken, Chicoree, Spargel stecken die Ballaststoffe Inulin und Oligofructose, die Hauptnahrung nützlicher Darmbakterien, die sich damit munter vermehren.

Joghurt essen. Wer mehr freundliche Darmbewohner will, braucht nur täglich mindestens einen Naturjoghurt zu löffeln. Auch in Molke oder Kefir (aber nicht in Dickmilch!), in Brottrunk (aus der Bäckerei) und in rohem Sauerkraut stecken die nützlichen Keime.

Viel bewegen. Das lockert jeden Quersitzer.

Gesundheitsirrtümer I

1. LIGHTPRODUKTE MACHEN SCHLANK. Im Gegenteil. Man isst nur mehr davon.

2. SPINAT VERSORGT MIT VIEL EISEN. Generationen von Kindern quälte man schon wegen eines irreführenden Kommafehlers in der Forschung mit ständigen Spinatmahlzeiten.

3. SALZ TREIBT DEN BLUTDRUCK HOCH. Unsinn, salz-sensitiv reagieren nur ganz wenige Menschen.

Muss man JOGHURT TOLERIEREN?

Marion?

Warum nur vertrag ich keinen Joghurt?
PS: Milch irgendwie auch nicht.

Liebe Cordula,

oh, sorry, das hab ich in der Eile schier vergessen. Es gibt natürlich auch Milchzuckerunverträglichkeiten, die Folgendes auslösen können:
– Völlegefühl
– Luftaufstoßen
– Bauchgeräusche
– Flatulenz
– Meteorismus (das ist Blähsucht, auch festsitzende Blähungen)
– Bauchschmerzen
– Darmkrämpfe
– Durchfall
– Übelkeit bis zum Erbrechen
– Migräneattacken
– Kreislaufprobleme
– Schwächeanfälle

Und wenn Du Joghurt nicht verträgst, dann könnte es sein, dass Dir da im Darm ein wichtiger Stoffwechselarbeiter, ein Enzym fehlt, das den Milchzucker (Laktose) der Milch spaltet. Milchzucker ist ein Disaccharid. Ein Zweifachzucker, den das Enzym, die Laktase, in zwei kleine Zuckermoleküle, die Glukose und die Galaktose, zerschneidet. Die beiden können wir dann vom Dünndarm ins Blut aufnehmen. Nur: Fehlt die Laktase, gelangt der Milchzucker in den Dickdarm. Dort naschen ihn die Bakterien. Und pupsen Milch- und Essigsäure, Kohlendioxid, Wasserstoff und Methan. Die Gase blähen, lösen Krämpfe aus. Die Säuren möchte der Körper verdünnen, schickt viel Wasser dazu. Und das bringt den Darm in wallende, wogende Bewegungen. Diese enden in wässerigem, schaumigem, sauer riechendem Durchfall.

Ob Du das auch hast, merkst Du 10 bis 30 Minuten, nachdem Du den Joghurt gegessen hast. Das heißt: Du tolerierst die Laktose, den Milchzucker, nicht. Du leidest unter Laktose-Intoleranz.

Nein, Du musst Dich jetzt nicht hinlegen und sterben. Das wäre übertrieben. Das tun die anderen ja auch nicht.

Die anderen sind immerhin 75 Prozent der erwachsenen Weltbevölkerung. Die meisten davon leben allerdings in Asien oder Afrika. Nur ein kleiner Teil der Weltbevölkerung, die Mittel- und Nordeuropäer, können im Erwachsenenalter genetisch bedingt überhaupt noch das Enzym Laktase herstellen. Eigentlich haben die einen Gen-Defekt. Normalerweise nämlich versiegt das Enzym nach dem Abstillen langsam. Das hat man ja früher nach dem Absetzen von der Brust nicht mehr gebraucht. Weil unsere Vorfahren einfach nicht auf die Idee gekommen sind, ein Mammut zu melken. Erst vor 10 000 Jahren machte der Mensch sich das Euter untertan.

Also, wenn Du fürchtest, einen eigentlich normalen Laktasemangel zu haben, dann könntest Du Deine Ärztin nach einem H_2-Atemtest fragen. Mit dem stellt die das dann fest.

Und: Am besten isst Du einfach kleine Portionen natürlichen Joghurt. Bei ihm handelt es sich um eine sich selbst verdauende Milchzuckerquelle. Denn der Naturjoghurt liefert mit dem Milchzucker gleich Bakterien mit, die ihn verdauen. Das Dir fehlende Enzym kriegst Du übrigens auch in der Apotheke. Einfach zum Joghurt essen.

Und wenn das gar nicht geht, dann trinkst Du halt Sauerkrautsaft. Der liefert Dir auch die wichtigen Milchsäurebakterien für den Darm. Krieg aber bitte keinen Schreck, wenn Deine eventuell vorhandene Obstipation verschwindet.

Ach ja, Marion,

mit der Toleranz, das ist ja eh so eine schwierige Kiste. Soll man es nun tolerieren, wenn sich in der Straßenbahn einer eine Zigarette ansteckt? Ich sage ganz klar: Nein!

Soll man darüber hinwegsehen, wenn bald gar keiner im Straßenverkehr mehr blinkt, um dem Verkehrskollegen anzuzeigen, wohin man fährt? Ich sage auch hier ganz klar: Nein! Und fahre diesen Kandidaten gnadenlos hinten rein. Was die wiederum nicht tolerieren.

Und nun frage ich Dich: Soll man Laktose tolerieren?

Ich hab da so meine Probleme. Wie Du ja auch schilderst. Ich weiß wirklich nicht, ob ich der Laktose mit einem Enzym entgegenkommen möchte, oder ob ich sie nicht einfach weiter ignorieren soll.

Man ist doch nicht gleich ein schlechterer Mensch, wenn man Joghurt aus seinem Leben heraushält und sagt: Ich lasse mir das nicht bieten, ich lasse mir nicht von einer einzelnen Speise Kreislaufprobleme, Migräneattacken und Meteorismus an den Hals hängen. Man hat als erwachsener Mensch weiß Gott genug Baustellen und ich bin mir nicht sicher, ob ich es der Laktose weiterhin gestatten möchte, mir derart zuzusetzen.

Nein, mir wird es immer klarer: Ich verweigere mich jeglichem Einfluss von Milchzucker und werde auch in Zukunft in allen Laktose-Angelegenheiten mit größter Intoleranz reagieren.

Schluss mit der Weichei-Mentalität, her mit scharfen Grenzen: Nein zu Laktose!

Liebe Cordula,

wow.

Ich bin beeindruckt.

Ich finde, das ist genau die richtige Einstellung.

Obwohl ich mir ein Leben ohne einen griechischen Joghurt mit Honig und Nüssen sehr, sehr traurig vorstelle.

LAKTOSEUNVERTRÄGLICHKEITS-SURVIVAL-GUIDE

Erst mal feststellen, ob man's hat. Beim Arzt eine Lösung mit 50 Gramm Laktose trinken. Der misst dann über vier Stunden lang im Atem die Menge an Wasserstoff (H_2). Je weniger Laktase man hat, desto mehr H_2 atmet man aus. Alternative: die eher unbeliebte Dünndarmbiopsie. In der entnommenen Gewebeprobe kann die Laktaseaktivität direkt bestimmt werden.

Selbsttest. Einige Tage auf milchhaltige Produkte wie Joghurt, Käse, Dickmilch usw. verzichten. Dann ein Glas Milch trinken. Bekommt man unmittelbar danach Magenschmerzen oder Durchfall? Klarer Fall von Laktoseunverträglichkeit!

Wie viel Laktose? Je nach Schweregrad des Laktasemangels kann man sich laktosefrei (unter einem Gramm pro Tag) oder laktosearm (acht bis zehn Gramm pro Tag) ernähren. Normalerweise essen wir hierzulande 20 bis 30 Gramm Laktose in Form von Milch und Milchprodukten pro Tag. Milch liefert je 100 Gramm etwa fünf Gramm Laktose, Milchprodukte drei bis sechs Gramm. Achtung: Fertigprodukte von Brot über Kartoffelpuffer, Süßwaren, Konserven, Instant-Suppen, Wurst bis zu Tabletten enthalten oft Laktose. Auf die Inhaltsangaben der Packung gucken.

Milchprodukte kann man ersetzen. Und zwar durch Sojaprodukte. Es gibt auch Milch aus Reis, Mandeln und Hafer. Die Lebensmittelindustrie hat eine Palette an laktosefreien Milchsorten und Milchprodukten auf den Markt gebracht. Trotzdem vorher prüfen, ob man einen normalen Joghurt nicht doch verträgt.

Achtung Kalzium. Mit den laktosehaltigen Lebensmitteln verschwindet auch das Kalzium vom Speiseplan. Brauchen wir aber, sonst erkranken wir an Osteoporose. Unbedingt prüfen, wie viel man von den Milchprodukten verträgt. Viel grünes Gemüse essen.

Laktasehaltige Enyzmpräparate probieren. Die gibt's rezeptfrei in der Apotheke. Vor der Mahlzeit einnehmen. Manchmal wirkt's.

Kriegt man VOM LESEN DER Gebrauchs- anleitung GROSSE FÜSSE?

Liebe Cordula,

mache mir Sorgen. Hab schon vier Tage nichts mehr von Dir gehört. Geht's Dir gut? Ich hoffe.

Hast Du schon mal was vom Nocebo-Effekt gehört? Dabei handelt es sich um das Gegenteil vom Placebo-Effekt. Du weißt schon: Wenn man an die weiße Pille vom Doktor glaubt, dann wirkt sie auch. Obwohl sie nur Traubenzucker enthält, verschwinden die Schmerzen, der Bluthochdruck, die Migräne ... Nocebo, ebenfalls aus dem Lateinischen, heißt das Gegenteil, so viel wie: Ich werde schaden. Quasi: Glaub Du nur dran, dann kriegst Du's auch. Deswegen bekommen manche Menschen all die Nebenwirkungen, die sie auf der Packungsbeilage für ein Medikament lesen: Bauchweh, Herzrasen, Schwindelanfälle, mitunter wachsen sogar die Füße oder die Nase. Denen geht es dann schlechter, als wenn sie das Medikament nicht genommen hätten. Da gibt's sogar Studien dazu. US-Forscher haben zu 34 Studenten gesagt: Wir leiten leichten Strom durch Deinen Kopf. Und zwei Drittel bekamen Kopfweh, obwohl kein einziges Fünkchen da war. Und andere Forscher haben festgestellt, wenn man Aspirin gegen Kopfweh verschreibt, dann kriegen die dreimal häufiger Magenweh, denen man sagt, dass Aspirin auf den Magen schlagen kann. Also ich hab jetzt ein schlechtes Gewissen, wegen meiner letzten Mails. Nicht, dass Du panische

Angst hast, vielleicht vom Kauen der Anissamen eine Allergie bekommen zu haben, weil Du gelesen hast, dass das ab und zu vorkommt.
Bitte melde Dich bald mal!

Liebe Marion!

Moment, ich muss mich doch erst nochmal hinlegen.
… Ich hatte mir eben einfach zu viel vorgenommen. Ich dachte, ich könnte heute schon wieder quer durch die Wohnung gehen zum Computer, ihn einschalten und losschreiben. Aber das lassen meine Kräfte nicht zu.
Ja, es geht mir nicht gut. Überhaupt nicht gut.
Meines Körpers hat sich ein Siechtum bemächtigt, dass ich die Waffen strecken muss.
Ich hatte gegen einen Kopfschmerz vor ein paar Tagen eine Schmerztablette genommen. Die Packungsbeilage las sich natürlich furchterregend. Doch ich brauchte Linderung. Und dieses Schmerzmittel war das einzige, in dem die Aussicht auf Versterben nach Einnahme nicht ganz so in den Vordergrund gestellt wurde.
Aber diese Schwindelanfälle sind natürlich ganz katastrophal. Ich habe mehrere Tage nicht selbstständig essen können, weil sich bei mir alles derart drehte, dass ich mit dem Löffel nicht zum Mund fand. Und als ich mir dann mit der Gabel ins Auge stach, hat mein Mann entschieden, dass ich nun, solang der Schwindel derart in mir wütet, gefüttert werde.
Und dann dieser Fuß!
Ich will jetzt nicht unken, man will ja auch nicht immer als der dastehen, der andauernd was hat, aber ich bin mir dennoch ziemlich sicher, dass mein rechter Fuß sich mindestens um eine Größe vergrößert hat. Was mich stutzig macht: Diese Nebenwirkung, die Du da in Deiner Mail ansprichst, haben sie im Waschzettel meiner Kopfschmerztabletten nicht mal aufgeführt. Ich hab das mit dem Fuß noch gar nicht meinem Mann gesagt. Ich will ihn nicht noch mehr beunruhigen, verstehst Du?

Und auch Dich wollte ich aus dieser unschönen Geschichte ganz raushalten. Du hast doch selbst genug Sorgen. Deine Ziegen haben das Dach vom Stall niedergetrampelt, das halber-VW-große Schwein vom Nachbarn schläft mit seinen zehn Ferkeln lieber in Deinem Heustadel, und dann wirst Du auch noch fast von einem Baum erschlagen, ertrinkst schier im überfluteten Haus, fällst mit dem Pferd auf den Asphalt, verlierst beinahe ein Bein ... Entschuldige, ich hatte mich melden wollen, aber ich hatte nach dieser einen (das muss man sich mal vorstellen!) Tablette solch ein Herzrasen, dass ich Angst hatte, dass eine schlechte Nachricht von Dir mir noch den Rest gibt. Ich hoffe, Du verstehst das. Mein Mann hat auch gesagt, die Marion kriegt das schon hin, die ist doch so ein Naturell, die fällt immer auf die Füße! Und da hat er ja auch recht, Du bist ja auch wirklich von einer Robustheit, das bewundere ich eben auch so an Dir. Du bist eine tolle Frau!

Das hatte ich Dir die ganze Zeit schon sagen wollen, aber dieses Herzrasen ... furrrrchtbar!

Sobald es mir wieder stabil besser geht, werde ich mich wohl auf die Suche machen müssen, ob es irgendwie irgendwo einzelne rechte Schuhe von meinen vorhandenen Paaren gibt. Ich kann doch jetzt nicht alles neu ... was meinst Du? Vielleicht bildet sich der Schaden ja auch wieder zurück. Hast Du davon schon mal was gehört? Dass sich vergrößerte Füße wieder in die Ursprungsform zurückziehen? Aber wenn sie dann gleich wieder übers Ziel hinausschießen und zu klein werden, damit ist einem ja auch nicht geholfen. Ich glaub, ich kauf mir einfach zur Sicherheit einen völlig neuen Bestand an Schuhen. In mehreren Größen. Das wird das Beste sein. Und die, die dann immer gerade nicht passen, kannst Du ja dann von mir geliehen haben. Und wenn Deine Füße mal willkürlich ihre Größe ändern, ruf mich an, ich hab den passenden Schuh dazu. So sind wir beide auf der sicheren Seite. Was Schuhe angeht.

Ansonsten ist man niemals sicher. Ich muss mich jetzt auch noch mal hinlegen. Pass gut auf Dich auf. Leben ist gefährlich. Und tödlich. Das ist ja das Blöde.
Deine Cordula

Liebe Cordula,

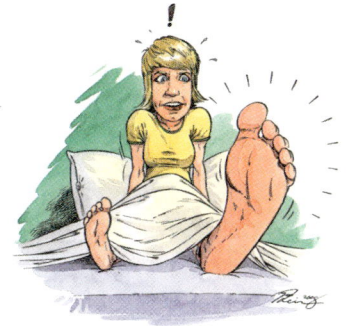

wie, Fuß gewachsen? Das passiert doch nur, wenn man sich von einem Anti-Aging-Arzt zu viel Wachstumshormon verpassen lässt. Das passiert doch nicht durch eine Kopfschmerztablette. Das kann doch um Himmels willen nicht nur dadurch passieren, dass ich Dir in einer Mail schreibe, dass es durch ein bestimmtes Medikament passieren kann …
Bist Du Dir echt sicher? Ich glaub's einfach nicht … Bitte kontrollier das noch mal, ich möchte da echt nicht dran schuld sein.
Zerknirscht
Marion

Gesundheitsirrtümer II

4. ZU VIEL SCHLAF IST UNGESUND. Ganz falsch: Wer schläft, sündigt nicht, regeneriert das Immunsystem, hält jede Körperzelle jung – und lässt nachts dem Wachstumshormon Zeit, Muskeln auf- und Fett abzubauen.

5. FETT MACHT FETT. Nonsens. Pflanzenöle und Fischfett halten sogar schlank, denn sie regen die sogenannte Thermogenese an: Kalorien vepuffen über die Haut. Die Kombination schnelle Kohlenhydrate (Zucker, Weißmehl) und zu viel tierisches Fett springt dagegen auf die Hüfte.

6. EIER ERHÖHEN DEN CHOLESTERINSPIEGEL. Der Körper selbst produziert viel mehr Cholesterin, das aus dem Ei macht den Braten nicht fett.

Wo kommt denn JETZT DIESER SCHWINDEL HER?

`So, Marion.`

Ich hab das jetzt nochmal genau gecheckt. Ich glaub, das mit dem Fuß war – ich weiß auch nicht – irgendwie ist der jetzt wieder ganz normal. Aber der war wirklich größer. Wirklich! Ich spinn ja nicht. Und Du hast ja selbst geschrieben, dass die Fußgröße sich schon mal verändern kann. Hat sie bei mir. Definitiv. Wirklich. Das ist jetzt kein hysterisches Gehampel von mir oder so, musst Du mir glauben!

Der Fuß war größer.

Eindeutig.

Aber ist ja auch egal jetzt. Brauchst Dir jedenfalls darum (im Moment) keinen Kopf mehr machen.

Vielleicht kannst Du mal eher darüber grübeln, warum ich so oft so'n bisschen schwindelig bin. Nicht schlimm, nur so'n bisschen halt. Immer so'n bisschen oing! oing!

Ich hab schon mal überlegt, ob mir jedesmal unmittelbar vorher einer auf den Kopf gehauen hat. Aber da war niemand. Soll sich auch mal einer trauen. Der lernt mich aber kennen. Einfach mir nichts dir nichts auf den Kopf hauen, ich glaub, es hackt! Wo ist eigentlich der Respekt geblieben?! WAS HABEN WIR ÜBERHAUPT FÜR ZEITEN?!?! IN WAS FÜR EINER SCHÄBIGEN WELT LEBEN WIR EIGENTLICH?!?!?!

Siehste, jetzt hab ich ihn wieder, diesen Schwindel. Da isser. Ich reg mich vielleicht zu viel auf, das kann natürlich sein.

Aber schau doch zur Sicherheit nochmal nach anderen Gründen für Schwindel, das würde mich sicherer machen.
Deine Cordula

Liebe Cordula,

hätte mich gewundert, wenn Dir nicht auch ab und zu schwindelig wäre – würde auf der Liste Deiner Befindlichkeitsstörungen schon fehlen. Ich gehe mal davon aus, dass Du nicht unter dem allgemeinen Karussellfahren nach einer Flasche Rotwein leidest – denn dann solltest Du Schwindelattacken im Grunde schon ernst nehmen. Aber halt nicht zu ernst. Ich glaube, dass es sich bei Dir um ein Stress-Symptom handelt. Du hast noch Glück, weil meistens noch Tinnitus dazukommt. Ein Geräusch im Ohr. Dann solltest Du ganz schnell zum HNO-Arzt und Dir eine Infusion legen lassen, die die Durchblutung des Innenohrs verbessert. Das hast Du doch nicht, oder?

Also, was hast Du? Du kannst Dich nun gleich mal unter den Magnetresonanz-Tomographen legen und nachgucken, ob ein Tumor die Ursache ist. Kommt ganz selten vor. Aber ich nehme an, das möchtest Du gleich mal ausschließen. Da Du ja auch, soviel ich weiß, unter ein bisschen Platzangst leidest, solltest Du einen offenen MRT suchen. In München beispielsweise gibt's da nur einen. Und da war mein Mann Wolf. Weil der auch unter Platzangst leidet. Er ist trotzdem unverrichteter Dinge geflüchtet, weil die Arzthelferin so viel Einfühlungsvermögen wie ein Bügeleisen hatte.

Also: Kündige schon am Telefon an, dass Du zusätzlich eine Beruhigungsspritze brauchst. Wenn nach dem MRT ein Tumor am inneren Gehörgang, wo sich das Gleichgewichtsorgan befindet, ausgeschlossen ist, kannst Du Dich ja ganz beruhigt nach unten durcharbeiten. Mögliche Ursachen gibt's viele. Schwindel ist nämlich keine eigenständige Krankheit, sondern das Anzeichen für eine Störung im Organismus, deren Ursache sehr vielfältig sein kann.

Schwindel ist ein wunderbares Symptom für Menschen wie Dich, die sich im Wartezimmer am sichersten aufgehoben fühlen. (Nur ein Witz!)

Dahinter kann eine neurologische Erkrankung stecken, eine Herz-Kreislauf-Erkrankung, Durchblutungsstörungen zum Gehirn, Blutdruckschwankungen, Probleme mit Zähnen, Kiefer oder Halswirbelsäule, mit den Augen, Erkrankungen der Nackenmuskulatur oder irgendetwas stimmt mit dem Gleichgewichtsorgan im Ohr nicht.

Ich meine, ich könnte da jetzt ein eigenes Buch drüber schreiben, über Schwindel. Es gibt den Drehschwindel – alles dreht sich um Dich. Den Schwankschwindel, da wackelt der Boden, und den Liftschwindel, da sackt der Boden weg oder es hebt Dich.

Häufig – und gutartig – ist der Lagerschwindel. Er dauert in der Regel nur wenige Sekunden und taucht meist auf, wenn man schnell die Lage verändert, vom Liegen zum Sitzen und umgekehrt. Da haben sich kristallartige Steinchen, sogenannte Otolithen, im Bogengang, einem Teil des Innenohrs, aus der Verankerung gerissen und schwimmen unkontrolliert im Gleichgewichtsorgan. Sie signalisieren dem Gehirn: Alles dreht sich. Die kriegt man durch einfache Übungen (stehen auch im Internet) wieder an ihren Ort – und der Drehschwindel verschwindet.

Jedenfalls zeigen neueste wissenschaftliche Untersuchungen, dass die Hälfte aller Schwindelattacken durch die Psyche verursacht wird. Ängste und seelische Belastungen führen zum phobischen Schwankschwindel. Ach ja, viele Medikamente und auch Wohngifte, Farben, Lacke oder sogar Schimmelpilze können Schwindel auslösen.

Also: Wenn Dir häufiger schwindelig ist, solltest Du zum Hausarzt, der überweist Dich dann zum HNO-Arzt und der zum Neurologen. Und der hat dann zu Wolf gesagt:

»Sie sollten sich klar sein, dass wir auch im Kernspin nichts finden. Dann gehen Sie zu einem alternativen Mediziner, am besten einem TCMler, die haben sensationelle Erfolge.«

Also vielleicht solltest Du es gleich mal mit Akupunktur oder Kräutertee probieren.
Liebe Grüße
Marion

Liebe Marion!

Tja, Du schreibst da so unbekümmert davon, ich hätte keinen Tinnitus.

Wer kann mir das denn sicher sagen?

Jetzt überleg mal: Könnte es nicht vielleicht sein, dass ich Pechvogel natürlich doch einen Tinnitus habe, ihn aber nicht höre?

NOCH nicht höre?

Weil er NOCH zu leise ist?

Man sagt so leicht, ach was, das werde ich schon nicht auch noch haben.

Ha! Krankheiten sind perfide. Die schleichen sich an! Während Du im Kernspintomographen liegst, weil Du Deinem immer dringenderen Verdacht auf Nasenscheidewandkrebs nachgehst, schleicht sich der Tinnitus an. Und Jahre später hat er eine Lautstärke, dass Du Deine eigene Stimme nicht mehr hörst, wenn Du wieder einen Nichtblinker auf der Straße anschreist!

Ich versuche jetzt erst mal ein paar Tage, Deiner Bemühung, mich zu beruhigen, zu folgen.

FALLS meine Unruhe anhalten sollte, dass es sich bei mir um einen bisher nicht feststellbaren Tinnitus handelt, müssen wir dem noch mal nachgehen.

Tut mir leid. Ich habe mir mein Schicksal auch nicht ausgesucht.

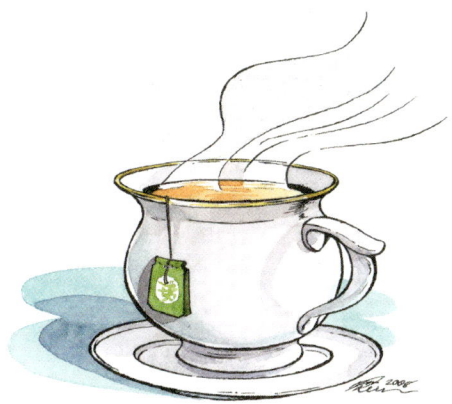

Liebe Marion,

ich hab's immer noch mit Tinnitus. Sag mal, gibt's den auch in ganzen Sätzen? Ich war heute im Supermarkt, und als ich eine Frau ein Paket Kaffee aus dem Regal nehmen sehe, sagt's in meinem linken Ohr: »Nimm ihr das weg!«

Hab ich natürlich nicht gemacht, weil man so etwas einfach nicht tut. Und später, an der Kasse, stehe ich hinter einem echt gut aussehenden Mann, und mein linkes Ohr sagt: »Fahr ihm in die Hacken. Fahr ihm in die Hacken.«

Bedenklich?

Sag mal Cordula,

möchtest Du mich auf den Arm nehmen?

Ja.

Entschuldigung.

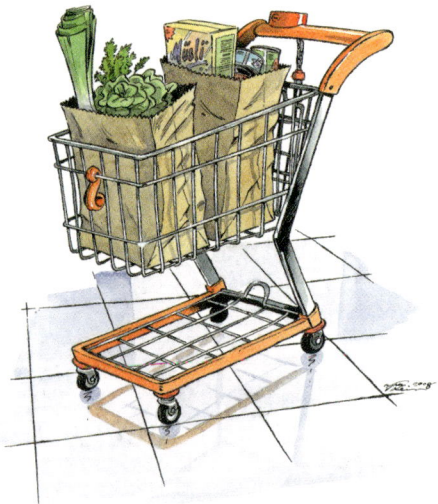

KLEINER SCHWINDEL-SURVIVAL-GUIDE

Antwort auf die wichtigsten Schwindel-Fragen. Oft gleicht es einer Odyssee, herauszufinden, woher der Schwindel kommt. Das Wichtigste für den Arzt ist dabei die Beschreibung der Schwindelanfälle – daraus kann er am meisten lesen. Also sollte man erzählen: Wann und wo ist der Schwindel das erste Mal aufgetreten? Welcher Art war er? Wie häufig taucht er auf? Wie lange dauert eine Attacke? In welcher Körperposition tritt er auf? Lösen bestimmte Lageänderungen wie Aufstehen, Hinsetzen, Vornüberneigen, Bücken, Hinlegen, Drehen im Bett oder Hochschauen Schwindel aus? Hat man Beschwerden im Ohr wie Tinnitus, Hörminderung, Ohrdruck oder Ohrenschmerzen? Sieht man verschwommen, doppelt oder wird einem schwindelig beim Schließen der Augen? Kommt es zu Schweißausbrüchen, Übelkeit, Erbrechen? Tritt der Schwindel in bestimmten Situationen auf, wie in einer Menschenmenge oder auf Treppen? Treten andere Symptome wie Schluckstörungen, Sprechstörungen, Gefühlsstörungen im Gesicht oder am Körper oder gar Lähmungen auf? Es gibt viele Medikamente, die Schwindel auslösen. Am besten hat man eine Liste parat.

Schwindel dämpfende Medikamente nur kurz nehmen. Denn Sie verhindern die Neuprogrammierung des Gehirns. Und die ist ganz wichtig. Mit speziellem physiotherapeutischen Training kann nämlich das Gehirn lernen, die Lage nicht als Schwindel zu interpretieren, sondern als »normal«.

Fünfter Gesundheitstipp

HUND. Der Therapeut auf vier Beinen spendet Trost, hat immer Zeit, hört klaglos zu, widerspricht nicht, ist selten beleidigt, lockt einen an die frische Luft – und senkt die Anzahl der Arztbesuche nachweislich um 21 Prozent.

Jetzt ist AUCH NOCH TOFU TÖDLICH?

Liebe Cordula,

ich lese gerade meine Sonntagszeitung – und sehe vor mir, wie Du Dich an Deiner Sojamilch verschluckst und Dir all die kürzlich genossenen Soja-Joghurts und Tofu-Schnitzel den Magen umdrehen. Ich nehme an, in Deiner Sonntagszeitung steht das Gleiche: Soja erregt Krebs.

Jahrzehntelang stand in den Zeitungen, wie gesund die Sojabohne wäre. Keine Pflanze lieferte so viel wertvolles Eiweiß. Sie schützte das Herz vor Infarkt, beugte Osteoporose vor, linderte Wechseljahrsbeschwerden, beugte Krebs vor, stärkte das Immunsystem, hielt jung … Und nun?

»Was interessiert uns unsere Meinung von gestern?«, sagt die Wissenschaft. Oder vielmehr der Journalist. Heute steht in der Zeitung: Tofu ist gefährlich. Warum denn nur?

Die schreibende Zunft der Tofu-Muffel meint: Soja sei gefährlich, schließlich habe einer von 100 Menschen eine Soja-Allergie. Nur zum Vergleich: Zehnmal so viele leiden unter Milch-Allergie. Tierversuche haben übrigens gezeigt, dass man auf homogenisierte Milch 20-mal allergischer ist als auf Rohmilch. Und unter Zöliakie, der Glutenunverträglichkeit, leiden ähnlich viele wie unter Soja-Allergie. In Schweden stieg übrigens das Glutenallergie-Risiko mit der Zufütterung von Getreide in der Babyernährung drastisch an. Nur stand nie in der Zeitung: Getreidebrei ist gefährlich!

In der sogenannten GINI-Studie fand man bei 14 Prozent der Kinder im ersten Lebensjahr spezifische Antikörper gegen Apfel, Banane, Birne, Ei, Erdnuss, Haselnuss, Karotte, Kartoffel, Milch, Eiweiß, Soja und Weizen. Am häufigsten traf man auf Allergien gegen Ei (5,6 Prozent) und Banane (4 Prozent). Warum steht dann nicht in der Zeitung: Ei ist gefährlich! Banane ist gefährlich! Oder: Karotte ist gefährlich! Kartoffel ist gefährlich! ... Alles ist doch ähnlich gefährlich oder gefährlicher als Soja. Was ist denn überhaupt nicht gefährlich?

Weißt Du, was ich Dir sage: Wenn unsere Bauern Soja anbauen würden, würde niemals in der Zeitung stehen, Soja sei gefährlich.

Dieser – ich nehme an – Tofu hassende Journalist, schreibt in meiner Sonntagszeitung auch noch, dass Soja Krebs erregt. Im Grunde ist das überhaupt nicht neu. Das weiß man schon seit Jahrzehnten: Die Sojabohne liefert Hormone, natürliche Hormone, Phytohormone. Das tun auch andere Pflanzen, zum Beispiel Hopfen, Kürbiskerne, Karotte, Spargel, Leinsamen. Und Phytohormone haben eine Wirkung. Sie halten jung, helfen beispielsweise gegen Wechseljahresbeschwerden, helfen Knochen aufbauen (Osteoporoseschutz), Brust- und Prostatakrebs vorbeugen.

Aber: Hat man einen Krebs, der durch Hormone wächst, tut er das natürlich nicht nur durch die künstlichen Pharmahormone, die Frauen ja täglich schlucken, ohne auch nur dran zu denken, das könnte gefährlich sein. Sondern auch durch Phytohormone. Wenn man sie hoch dosiert. Daraus macht dann der Negativ-Schlagzeilen liebende Journalist: Soja erregt Krebs. Er schreibt nicht: Die Hormone der Bohne schützen zwar gesunde Menschen vor Krebs, können aber einen vorhandenen Krebs, aber auch nur einen, der auf Hormone reagiert, wie der in der Gebärmutter oder in der Brust, zum Wachsen bringen. Er schreibt: Soja essen kann tödlich enden. Nur zum Vergleich: Im Grunde genauso tödlich wie ein Kuss. Dann, wenn man unter Erdnussallergie leidet. Und der Partner gerade ein Erdnussbutterbrötchen gegessen hat. Ist schon passiert! Nur stand da nicht in der Zeitung: Küssen ist tödlich.

Also: Wolfgang Wuttke, Endokrinologe an der Universität Göttingen, warnt – und diese Warnung sollte man natürlich auch verbreiten: »Frauen in den Wechseljahren, die krebsgefährdet oder an Brust- oder Gebärmutterkrebs erkrankt sind, sollten sich darum nicht über lange Zeit sojareich ernähren oder gar Präparate einnehmen.« Punkt.

Liebe Cordula, lass Dich durch solche Nachrichten einfach nicht verunsichern. Irgendwann steht in der Zeitung, dass Lachen tödlich ist. Wäre ja genauso nix Neues.

Marion!

Du erwischst mich zitternd vor Angst. Eben noch mein aufgebackenes Biobrötchen mit Sojawurst runtergeschluckt, lese ich in der Sonntagszeitung, die auch bei Dir auf dem Tisch liegt, dass ich mir umgehend den Magen auspumpen lassen muss. Welch ein Segen, Dich zu kennen!

Ich kann also mein Frühstück einfach den ganz normalen Verdauungsweg nehmen lassen und stemme mich mit Deiner prompten Hilfe entschieden gegen die Panikmache eines Soja-Gegners. Eines Mannes, der einfach ein gestörtes Verhältnis zu Soja hat. Warum auch immer. Vielleicht haben seine Eltern sich scheiden lassen, als er sieben war und gerade in eine Sojawurst biss. Vielleicht hat sein Vater seine Mutter mit einem alten Sojabrot erschlagen. Das soll alles nicht unsere Sorge sein. Du hast mir meine Angst im Ansatz genommen. Danke, dass Du mir mein inneres Gleichgewicht und meinen Sonntag gerettet hast!

Danke. Wer hätte mir denn auch sonntags den Magen ausgepumpt? Das wär doch alles wieder total kompliziert geworden.
Deine Cordula

Sechster Gesundheitstipp

WASSER & ÖL. Jede Stunde ein Glas Wasser hilft der Niere beim Ausspülen wasserlöslicher Gifte. Die fettlöslichen Gifte verschwinden mit Öl. Hochwertige Pflanzenöle wie Lein-, Traubenkern-, Oliven- oder Walnussöl bringen unsere Entsorgungsorgane auf Trab, helfen dem Körper beim Entgiften, beugen Krankheiten vor und lindern Probleme mit der Haut, dem Stoffwechsel sowie den Gelenken.

Haben MEINE NEUEN SANDALEN FUSSPILZ?

Liebe Marion,

ich hab's grade noch an den Schreibtisch geschafft und hau, noch in einer Mischung aus Entrüstung, Ekel und, ja, Verzweiflung, diese Zeilen in die Tasten. Und auch Du holst Dir jetzt besser erst mal eine Schüssel neben den Computer.

Bis eben war ich in der Stadt. Wollte mir neue Sandalen kaufen. Gehe also in eins der zwei Millionen Schuhgeschäfte, verschaffe mir vor den Regalen einen ersten Überblick und lande neben einer Dame, nee, Frau, die wohl Ähnliches im Schilde führt. Und da mein Blick eh schon gesenkt ist beim Absuchen des untersten Regals, fällt er, ich konnte ihn nicht mehr bremsen, auf IHRE FÜSSE!!!!

Und ich sehe – Moment, ich muss grade mal ins Bad … – …

Boaaah …

Es geht noch nicht. Ich muss noch mal … eben …

Diese Frau hatte … – ich glaub, ich nehme besser den Laptop mit zur Toilette, ich befinde mich im Zustand einer Traumatisierung und kann noch nicht in Worte fassen, was ich da gesehen habe.

Ich schreibe jetzt mit geschlossenen Augen weiter:

Diese Frau hatte, da Sommer, offenes Schuhwerk an und gab den Blick frei auf

FUSSNÄGEL WIE DIE KÄSERINDE EINES BRÖCKELALTEN GOUDA!!!!

Wie soll ich weiterleben, nachdem ich das gesehen habe?!

Warum trägt so ein Mensch offene Schuhe?! Und will sich auch noch neue kaufen?

Und die entscheidende Frage:

HAT DIE FRAU MICH ANGESTECKT?!

So ein Pilz kann sich doch überall draufsetzen! Und die von ihr abgesonderten Partikel ... ICH STAND DOCH DIREKT NEBEN DER!!!! Bestimmt zwei Minuten! Bis ich realisiert hatte, dass ich da sofort wegmuss.

Gibt es ein sofort wirkendes Mittel gegen Ekel, der noch Stunden, vielleicht ja Tage, Jahre, anhält?

Was mach ich jetzt mit den Klamotten, die ich anhatte, als ich neben ihr stand?

Chemische Reinigung? Mülldeponie außerhalb der Stadt?

Da! Mein Herpes meldet sich.

Ich lege mich zum Sterben. So hat das alles keinen Sinn mehr. Diese Frau ahnt nicht, was sie angerichtet hat!

Leb wohl. Deine Cordula

Liebe Cordula,

Du übertreibst. Und zwar so, dass mir jetzt auch schlecht geworden ist. Ich muss mich nämlich immer übergeben, wenn sich andere übergeben. Im Bus in Indonesien saß mal eine alte Dame neben mir, mit einem Kind und einem Huhn auf dem Schoß. Und dem Kind wurde es schlecht. Und mir dann auch gleich. Das gab vielleicht einen Tumult mit dem flatternden Huhn und der kreischenden Indonesierin und dem brüllenden Kind.

Das mit dem Herpes ist übrigens typisch. Da gibt es eine Studie mit Studenten, denen hat man Bilder von dreckigen Gläsern gezeigt. Allein der Gedanke an diese Gläser hat deren Immunsystem so geschwächt, dass ihr Herpes hochkam. Das Gleiche ist bei Dir jetzt auch passiert. Übrigens entwickelt sich ein Pilz auch nur, wenn man ein schwaches

Immunsystem hat. Das solltest Du als Erstes stärken. Womit? Mit guten Gedanken. Oder küss Deinen Mann. Iss Erdbeeren. Tu etwas, das Dich fröhlich stimmt – kauf Dir ein neues Paar Schuhe ...

Genau, und dann ziehst Du Essigsöckchen an. Essig erzeugt auf der Haut ein leicht saures Milieu, das Pilze in die Flucht schlägt. Einfach sechs Esslöffel Apfelessig mit 200 Milliliter Wasser mischen, ein Paar Baumwollsocken darin eintunken, anziehen. Darüber ein paar trockene Wollsocken tragen. Ich könnte mich kringeln, wenn ich an das Gesicht der Verkäuferin denke, wenn du Edel-Sandälchen anprobierst mit wollenen Söckchen, aus denen Essigsäure dampft.

Ob Du Dich mit Fußpilz anstecken kannst? Klar! Am schnellsten geht das mit Leihschuhen. Die haben mal eine Untersuchung gemacht in Ski- und Schlittschuh-Verleihen und fanden heraus: In jedem zweiten Leihschuh tummeln sich ansteckende und gesundheitsgefährdende Nagel-, Fuß- und Hautpilzerreger. Die fanden sogar Candida albicans, einen der häufigsten Erreger von Vaginalpilz. In den Schuhen! Wie die da hinkommen, ist mir ehrlich schleierhaft.

Nein, es hilft nicht, wenn Du eigene Socken anziehst. Da kriechen die durch. Und hat Dein Säureschutzmantel auf der Haut ein Loch, können die Pilzsporen eindringen. Dort keimen sie und bilden ein Geflecht aus Pilzfäden. Die schlängeln sich zwischen den kaputten Zellverbänden hindurch in tiefere Hautschichten. Deine Hornhaut ernährt den Pilz, gibt ihm genug Energie, um immer weiter ins Körperinnere zu wachsen und im schlimmsten Fall via Blutautobahn innere Organe zu besiedeln.

Die Dame hatte wahrscheinlich Nagelpilz. Und das dauert ewig, bis man den wieder los hat. Man muss den Nagel bis runter auf die Haut wegfeilen und mit einer Lack-Tinktur behandeln. Monatelang!

Sie hat übrigens recht, dass sie barfuß in Sandalen steckt. Fußschweiß, enge Schuhe und luftundurchlässige Strümpfe begünstigen Fußpilz.

Dir wird schon nichts passiert sein. Du musst schon in so eine Pilzspore reintreten, dann eine kleine Wunde haben und ein schwaches Immunsystem. Aber wenn es Dich beruhigt, dann wasch Deine Klamotten bei 95 Grad in der Waschmaschine, das tötet die Sporen ab.

Ha! Erwischt!

Ich bin doch kein Ökoferkel! 95 Grad! Das macht man heute nicht mehr. Ich glaube sogar, dass die modernen Waschmaschinen gar keinen 95-Grad-Waschgang mehr haben. Ist nämlich für die Natur voll der Stress, so heißes Waschen. Dann muss ich nämlich wieder auf die Straße gegen Atomkraftwerke, erkälte mich und so weiter und so fort.

Liebe Cordula,

kleiner Nachtrag ...

Dann kochste die Wäsche halt nicht!

Fußpilz ist übrigens ziemlich verbreitet. Bei uns ist er sozusagen die häufigste Infektionskrankheit. Jeder Dritte hat ihn und verteilt seine Hautschüppchen in der Gegend.

Erfreulicherweise leiden barfuß laufende Naturvölker nie unter Fußpilz. Die haben es einfach nicht feucht zwischen den Zehen. Und nicht so eng! Die sind ganz platt, deren Füße, und die Zehen stehen weit auseinander. Fußpilz kriegt man häufig, wenn man seine Zehen in enge Schuhe zwängt und sie so deformiert aufeinander zu wachsen lässt. Übrigens: Im Jahr 2001 untersuchten Bochumer Hautexperten die Füße der Schalke-04-Spieler. Sie fanden heraus: 80 Prozent der Fußballer litten unter Fußpilz.

Täusch ich mich, oder spielt Dein Mann nicht Fußball?

Liebe Marion!

Ich habe sofort mit meinem Mann gesprochen. Bisher endet seine Gestalt in gepflegten, gesunden Füßen, aber die ständige Bedrohung durch Sporen im Schuhwerk stellt ja noch vor jeder Erkrankung eine immense mentale Belastung dar! Zumindest für mich. Mein Mann ist da entspannter. Woher der seine Gelassenheit nimmt, ich weiß es nicht. Ich muss von mir sagen, dass ich durch Deine Informationen bezüglich einer Pilzgefährdung in meinem engsten Umfeld eine neue

Quelle höchster Nervosität und Anspannung habe. Das kann ja jeden Moment so weit sein! Dass der Fußpilz hier Einzug hält!

Er will bei nächster Gelegenheit in seiner Mannschaft das Gespräch suchen und anregen, dass jeder Spielerkollege seine Fußballsocken in Zukunft in Essig tränkt. Hat er mir versprochen. Er meinte nur, in den nächsten Wochen sei das ungünstig, weil, da wäre so viel anderes. Aber er würde es ansprechen. Ich solle ihn aber nicht dauernd fragen, ob er es schon gemacht habe. Da müsste ich einfach vertrauen. Es klang ein ganz kleines bisschen nach Aufschieben, fand ich. Aber ich mach da jetzt kein großes Ding draus. Das ist bei Männern ja immer ungünstig. Die müssen ja frei sein in ihrem Handeln. Und wenn ich da jetzt nicht so Druck mache, dann macht der das bestimmt mit den Essigsocken. Glaub ich echt.

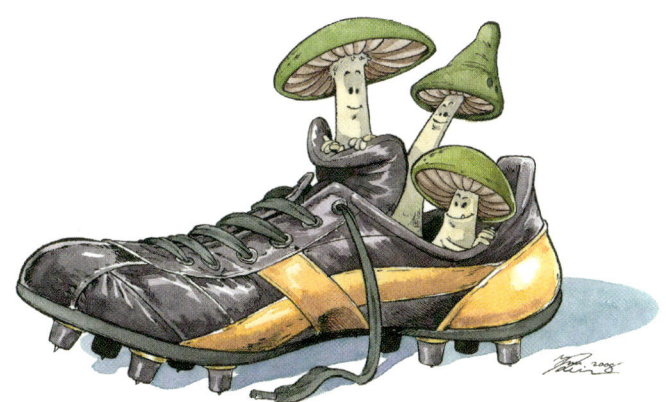

KLEINER FUSSPILZ-SURVIVAL-GUIDE

Pilze suchen. Auch der Hautpilz liebt das feuchte Milieu. Er siedelt sich gerne zwischen den Zehen, im Mund oder in der Leistengegend an, auch unter den Nägeln. Erkennbar ist er an juckenden, geröteten und schuppenden Hautstellen, die nässende Bläschen bilden, und an gelblich weißen Stellen unter dem Nagel.

Wachstum bannen. Füße regelmäßig waschen, am besten mit einem Syndet (pH-Wert 5,5), das schützt den Säureschutzmantel der Haut. Dann Füße gut abtrocknen, zwischen den Zehlein föhnen, wenn sie eng zusammenstehen. Dann gegen Verhornung (Hornhaut reißt leicht ein, öffnet dem Pilz Tür und Tor) noch eine Pflegecreme mit hohem Harnstoffgehalt auftragen. Socken und Handtücher bei 60, besser 95 Grad waschen, das tötet Sporen ab. Dort, wo fremde nackte Füße den Pilz verbreiten können, zum Beispiel im Fitnessstudio, im Hotel, in Umkleidekabinen, selbst nicht barfuß laufen. Schuhkauf nur mit Socken. Diese täglich wechseln. Und: Das Immunsystem stärken. Ach ja: Bald gibt's eine Impfung. Die Forscher sind dran!

Pilze ausrotten. Cremes oder Sprays mit pilzabtötenden Wirkstoffen bekämpfen den Schwammerl lokal. Mittel mit Clotrimazol oder Bifonazol muss man mindestens drei bis vier Wochen lang anwenden, den neueren Wirkstoff Terbinafin nur eine Woche lang. Relativ neu ist auch eine filmbildende Lösung auf Terbinafinbasis, die nur einmal aufgetragen werden muss.
Aber Nagelpilz ist zäh. Hier muss man oft Tabletten schlucken.

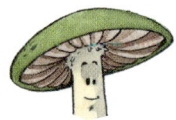

Wie beliebt SIND ÖKOCHONDER?

Liebe Cordula,

ich hab was für Dich. In der Münchner Medizinischen Wochenschrift stand, dass es was Neues gibt: den »Ökochonder«. Dieser macht die Umwelt für allerlei Gesundheitsstörungen verantwortlich. Also den Kleiderschrank. Die Farbe an der Wand. Den ungewaschenen Apfel. Das Handy. Den Hochleitungsmast. Das Amalgam im Zahn. Den sterbenden Wald und so weiter.

Und die Ökochonder gehen natürlich in die Umweltmedizinische Sprechstunde, zum Beispiel zu den Toxikologen und Ärzten der Uni Erlangen-Nürnberg. Die haben dann bei 100 dieser Patienten in Blut und Harn nach Umweltgiften gesucht. Das Ergebnis: Auffällig hohe Dosen konnten sie nicht feststellen. Was das auch heißen mag.

Allerdings wurden die Psychologen fündig: Zwei Drittel der Patienten litten unter so was wie einer Umweltangst, wegen der sie alle fünf Wochen zum Arzt gingen.

Kannst Du also mit auf Deine Liste nehmen.

Du siehst, stets zu Diensten, Deine Marion

Hallo Marion,

super Idee! Mach ich! Wie heißt das? Ökochonder? Geiles Wort! Kümmer ich mich drum.

Du bist ein Schatz!

Alle kneippen – UND WARUM macht mich KALTES WASSER KRANK?

Liebe Marion,

ich komm mir langsam wirklich bescheuert vor! JEDES MAL, wenn ich mit jemandem einen Kaffee trinken gehe und dazu ein Wasser bestelle, kommt das mit Eisklümpchen. Und JEDES MAL bitte ich um Entfernung dieser ungebetenen Klümpchen sowie um Erwärmung des Wassers um ein paar Grad, weil ich dieses ständige kalte Wasser einfach nicht vertrage. Dafür muss ich mich von meiner Kaffeehaus-Begleitung regelmäßig angucken lassen, als hätte ich die Bedienung darum gebeten, sie möge mir eine Tasse ihres Urins bringen, und die Servicekraft, gut ausgebildet und hoch motiviert, antwortet IMMER, tut mir leid, dat hammer nur so. Worauf ich die Spitzenkraft auf die Idee bringe, die Wasserflasche doch mal eben für zwei Minuten in warmes Wasser zu stellen.

Warum, Marion?!

Warum kann ich nicht einfach ein Wasser bestellen wie andere auch? Warum muss ICH immer ein unerfreuliches Extra-Gespräch mit Menschen führen, die anscheinend ALLE! WEIT! davon entfernt sind, kaltes Wasser im Magen als zu kalt zu empfinden! Unter den Augen von mich ins Café begleitenden Menschen, die ALLE! NOCH! NIE! darüber einen Wortwechsel hatten, von welcher Temperatur das von ihnen verköstigte Wasser sein sollte!

Seitdem meine Ganzheits-Ärztin mir davon abgeraten hat, kaltes Wasser zu trinken, vertrage ich es nicht mehr. Spinne ich? Ist meine Ärztin eine Teufelin? Und warum umringen mich Menschen, die so gut wie nie einen Arzt aufsuchen, geschweige denn dann so einen abseitigen Tipp bekommen?

Muss ich in Zukunft auch meinen Salat anwärmen lassen? Dann esse ich nur noch zu Hause! Das schaffe ich nervlich nicht!

Bitte antworte mir, dass Du schon längst vor mir kein kaltes Wasser mehr getrunken hast! Bitte mach mir eine lange Liste mit üblen Krankheiten, in deren Gefahr sich begibt, wer weiterhin unbesonnen kaltes Wasser trinkt!

Hallo liebe Cordula,

Du hast recht: Es ist an der Zeit, Dich auch mal zu bestärken. Obwohl ich es schon bemerkenswert finde, dass Du kaltes Wasser just in dem Moment nicht mehr verträgst, in dem Deine Ärztin Dir zu warmem Wasser rät. Egal: Du magst Dein Wasser warm. Bacherlwarm. Und das ist gut so, vor allem während Du etwas isst.

Aus ökonomischen Gesichtspunkten kann man die Bedienung, die Dir immer kaltes Wasser bringt, gut verstehen. Sie möchte, dass Du so viel isst wie nur möglich. Damit verdient ein Restaurant nun mal sein Geld. Und deshalb bringt sie Dir Wasser mit Eisklümpchen. Kalte Getränke öffnen den Magenausgang. Und wenn so ein kaltes Getränk den Magenausgang öffnet, flutscht natürlich das Essen mit. Ohne, dass die Magensäure genug Zeit hatte, es zu zersetzen – und die Bakterien abzutöten. Die tummeln sich dann im Darm und gehören dort gar nicht hin. Ein größerer Kübel Eisgekühltes kann den Magen so reizen, dass es zu Magensturzentleerung und Durchfall kommt. Aber das passiert selten. Sicher ist: Wer Kaltes trinkt, isst mehr. Weil das Essen schneller den Magen verlässt. Jetzt ahnst Du vielleicht, warum man mitten in einem mehrgängigen Menü ein Sorbet serviert: Das kalte Eis öffnet den Magenausgang, die ersten Gänge verabschieden sich in den Darm und machen Platz für den Rest des Menüs.

Was könnte ich Dir noch Bestärkendes bieten? Ach ja: Du schützt mit Deiner Kaltwasser-Phobie wahrscheinlich Deinen Magen vor einer Erkältung. Im Magen hast Du ja auch nichts anderes als Schleimhäute. Wie in der Nase. Das habe ich zwar so noch nicht gelesen, aber es ist eigentlich logisch: Warmes zu trinken schützt vor Erkältung des Magens.

Du solltest übrigens vor allem kein kaltes Wasser trinken, wenn Du hübsch zurechtgemacht und fein geschminkt irgendwo einen besonders guten Eindruck machen willst. Da könnte Dein Make-up verlaufen. Kaltes Wasser muss der Körper nämlich auf Körpertemperatur aufwärmen, bevor es ins Blut darf. Und dafür braucht er Energie, wirft sozusagen seine Öfchen an. Aufwärmen ist Schwerstarbeit – Du schwitzt. Weshalb man in tropischen Ländern vernünftigerweise kein kaltes Wasser trinkt, um den Durst zu löschen, sondern heißen Tee. In Magen und Darm weiten sich die Blutgefäße. Der Tee darf schnell ins Blut, gleicht sofort Wasserverluste aus. Man schwitzt auch, aber nicht so arg – und die Verdunstung auf der Haut kühlt den Körper wunderbar ab, ohne den Kreislauf zu belasten.

Bei empfindlichen Menschen kann kaltes Wasser im Bauch nämlich den Puls verlangsamen, den Blutdruck senken, ja, einen Kreislaufkollaps auslösen!

Beruhigt Dich das?

Ich weiß, dass sollte ich Dir jetzt nicht erzählen: Du verbrennst pro Glas kaltem Wasser wunderbare 20 Kilokalorien. Macht im Jahr, bei zwei Litern Wasser pro Tag zehn Kilo Fett. Nein, das erfinde ich nicht, um Dich zu ärgern, das haben Forscher der Berliner Charité gemessen.

Übrigens schützt Du mit warmem Wasser auch Deine Speiseröhre. Die mag es weder zu kalt noch zu heiß. Sie reagiert mit Entzündung und im Extremfall mit krankhafter Veränderung.

Ich weiß gar nicht, ob Du zur Migräne neigst. Da gibt es nämlich auch noch ein Phänomen: Der Kältereiz von Eisklümpchen kann über die Gaumennerven im Kopf einen Migräneanfall auslösen.

Also: Bleib bei Deinem warmen Wasser.

Und wenn Du Auseinandersetzungen mit der Bedienung meiden möchtest, dann lies den kleinen Kaltwasser-Survival-Guide.

KLEINER KALTWASSER-SURVIVAL-GUIDE

Getränke wärmen. Wer kaltes Wasser nicht verträgt, besorgt sich einen Bierwärmer. Das ist ein metallener Kolben mit einem Haken dran, um ihn am Glas zu befestigen. Den lässt man sich dann mit warmem Wasser füllen. Taugt auch fürs Wasserglas.

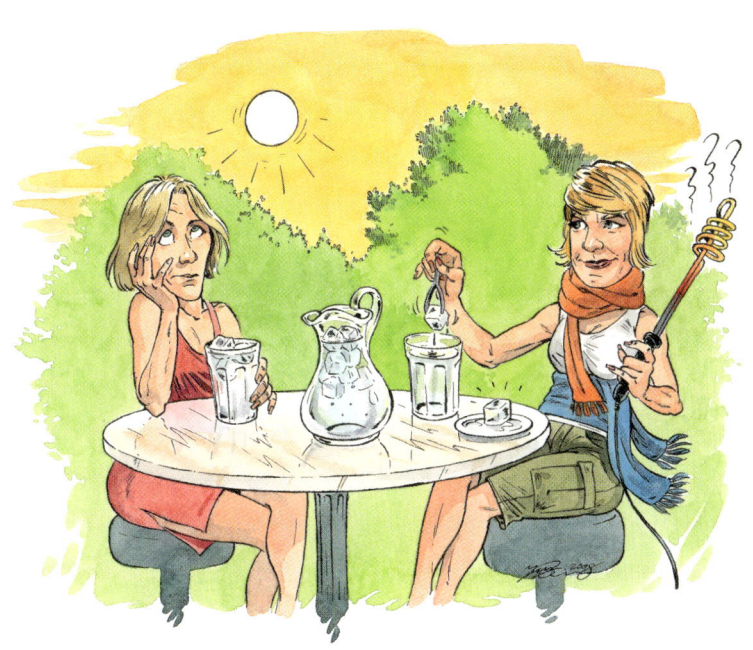

MUSS ICH meinen Schluckauf MIT INS GRAB NEHMEN?

Hicks, Marion!

Ich hab Schluckauf.

    Seit heute Morgen.

    Mittlerweile zum dritten Mal.

Um 6.23 Uhr hickste es zum ersten Mal. Für zirka 20 Minuten.

Um 13.00 Uhr: der zweite Schluckauf. Noch mal eine halbe Stunde.

Und jetzt hickse ich wieder seit genau 18.07 Uhr.

Ich dreh gleich durch.

Die einzige Kommunikationsmöglichkeit, die mir in diesem Zustand bleibt, ist die Schriftform.

    Reden geht nicht mehr. Vielleicht nie mehr.

    Bei einem Schluckauf weißt Du nicht, ob das nicht vielleicht jetzt für immer so bleibt. Und dann ist richtig Ende.

    Wenn jedes fünfte Wort entzweigerissen wird von diesem zuckenden Zwerchfell.

WAS SOLL DAS ÜBERHAUPT?! WARUM ZUCKT DAS?! WAS HAB ICH DENN GETAN?!

Ich leb doch auch nur mein Leben wie Du und ich!

    Warum muss ich alle paar Wochen diese Hickse haben und einer meiner wichtigsten Daseinsformen beraubt werden, dem flüssigen Ausstoß meiner Heimatsprache?!

Ich kann keinerlei Regelwerk erkennen, nach dem sich mein Schluckauf richtet.

Er kommt.

Er geht.

Wie er es will.

Solang er will.

Und ich bin bloß die Hülle, in der er sich in seiner Willkür niederlässt.

Da könnte ich wahnsinnig werden!

Mich hat niemand so einfach zu unterbrechen! Und wenn der dann auch noch kein einziges fundiertes Argument vortragen kann, einfach nur Hicks, da könnt ich reinhauen!

Aber wo rein?

Hast Du auch schon mal Schluckauf? Und was machst Du dann?

Ich bin froh für Dich, dass Du gerade nicht in meiner Nähe bist, denn bald werde ich wahrscheinlich anfangen, Menschen direkt um mich herum zu ohrfeigen. Ich möchte das nicht, aber es kündigt sich schon lange an, dass es so kommen wird.

Ich kann der überwältigenden Aggression, die mich befällt, wenn ich ständig nutzlos, aber nachhaltig gestört werde, nicht mehr gegenhalten.

Beim letzten Mal habe ich, bevor ich des Ladens verwiesen wurde, selbst das Café verlassen, weil ich wütend losgebrüllt hab.

Alle 15 Sekunden. Erst Hicksen, dann Brüllen. Ich hätt's sonst nicht ausgehalten.

Und die ganze Sache ist so aussichtslos, nicht nur, dass der Schluckauf selbst ohne jedes Argument auskommt, er ist ja andererseits auch für absolut keines aufgeschlossen. Solche nutzlosen Beziehungen pflege ich in der Regel abzubrechen.

Geht hier aber nicht.

Eines Tages wird es so sein, dass mir das Brüllen nicht mehr ausreicht. Dann ist es so weit.

Dann ist wieder eine Teilnehmerin der größten Friedensdemonstration in Deutschland am 10. Oktober 1981 gewalttätig geworden.

Es tut mir alles so leid.

Deine Cordula

Liebe Cordula,

wann krieg ich endlich meine 50 Euro wieder, die ich Dir kürzlich geliehen habe? Wird Zeit!

Nun zum Thema: Schluckauf scheint Dich zwar ziemlich aggressiv zu machen, aber er bringt Dich höchstwahrscheinlich nicht um. Dr. Max Kuhn vom Kantonspital Chur sagt: »Singultus ist ein allgemein bekanntes, gutartiges und meist vorübergehendes Phänomen.« Gute Nachricht, oder? Wenn er allerdings länger als 48 Stunden anhält, könnte er chronisch werden. Und das kann mitunter unangenehm sein. In Iowa gab es einen Mann, er hieß Charles Osborne, der hatte sogar 69 Jahre lang Schluckauf. Nahm ihn fast mit ins Grab. Ein Jahr lang ohne war dem 97-Jährigen noch vergönnt.

Dir als Teilnehmerin der Friedensdemonstration möchte ich dieses Schicksal natürlich ersparen. Außerdem soll man die Leute nicht brüllend erschrecken. Das mögen die nicht.

Okay. Was tun? Erst mal musst Du wissen, was Schluckauf ist. Den hattest Du schon als Baby in Mamas Bauch. Ab dem zweiten Monat hast Du damit verhindert, dass Du im Fruchtwasser ertrinkst, und Deine Lungenmuskulatur trainiert. Und heute passiert da Folgendes: Ein paar Nerven, wie der Nervus phrenicus und der Nervus vagus, schicken einen Impuls vom Zwerchfell in den Hirnstamm. Und das Atemzentrum dort oben sorgt dafür, dass sich Dein Zwerchfell über einen Reflex zusammenzieht. Worauf sich wenige Millisekunden später Deine Stimmritze im Kehlkopf schließt. Das bremst den Luftstrom in die Lunge, und Du hickst.

Was tun? Die Ursache meiden. Man kennt viele Ursachen wie zu hastiges oder zu scharfes Essen, zu kaltes Wasser (ha, das trinkst Du sowieso nicht), Alkoholgenuss, zu viel Stress, Aufregung, Angst, Schrecken, Freude, Lachen. Lachen? Lachen! Du bist eine Schluckaufschleuder. Die nächsten sechs Zeilen überspringst Du bitte.

Ein Schluckauf kann auch chronisch werden, sprich länger als 48 Stunden andauern, durch Tumore im Hirnstamm oder Hals, entzündliche Reizungen am Zwerchfell, bedingt durch einen Abszess, eine Bauchspeicheldrüsen- oder Rippenfellentzündung, Fremdkörper im

Bereich des Trommelfells, toxische Vorgänge im Stoffwechsel, weil bei einer Narkose Nervenwurzeln im Hals verletzt wurden …

Was tun gegen Schluckauf? Du musst den Parasympathikus reizen, einen Teil Deines vegetativen Nervensystems. Sofort meldet der Nervus vagus dem Schluckaufzentrum im Gehirn (in der Medulla oblongata): Schluckauf einstellen! Und wie reizt Du den Parasympathikus? Ganz einfach: Denk an zehn Glatzköpfe und halte dabei die Luft an, iss trockenes Brot und halte dabei die Luft an, trink ein Glas Wasser (eiskaltes!), ohne Luft zu holen, drücke auf Deine beiden Augäpfel … Wissenschaftler haben sogar belegt, dass man Schluckauf auch mit Orgasmen eindämmen kann, mit Marihuana oder Essig-Nasenspülungen.

Also, ich finde, mein Gegenmittel ist das beste. Erschrecken! Leider kann man sich selbst nur selten erschrecken. Ich frag immer »Sag mal, wann bekomm ich meine 50 Euro zurück, die ich dir geliehen habe?«, und der Schluckauf des Gefragten ist weg. Anscheinend erschreckt nichts mehr als der Gedanke, etwas bezahlen zu müssen. Und der trickst das Atemzentrum aus, stoppt diesen Reflex. Das wirkt leider nur einmal. Und? Hat's gewirkt?

Also, meine Liebe,

der Trick mit den 50 Euro hat nicht geklappt. Aber wenn Du schreibst, die nächsten Zeilen solle ich überspringen, ist ja klar, dass ich mir extra noch eine Lupe besorge! Und dann hast Du mir echt einen 1A-Schrecken eingejagt, ich konnte gar nicht mehr weiterhicksen: Tumore im Hirnstamm oder Hals!

WAAAS??? HAB ICH DAS?!?!?!

Und die nächste Frage: Lass ich das sofort morgen mal abklären oder lebe ich nicht lieber mit diesem Dauer-Schrecken und halte dafür den Hicks langfristig in Schach?

Das warte ich jetzt mal ein paar Tage ab. Mal sehen, was unterm Strich schlimmer ist.

KLEINER SCHLUCKAUF-SURVIVAL-GUIDE

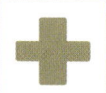

Schluckauf ist ein Reflexbogen, den muss man stoppen.

Reflex-Stopp über den Atem. Luft anhalten, husten, Beine anziehen, nach vorn lehnen. Oder in eine Tüte atmen. Dadurch steigt das CO_2 im Blut an, das löst den Atemreflex aus. Die Atmung normalisiert sich.

Reflex-Stopp über Nase und Rachen. Auf Nasenwurzel oder Oberlippen drücken. Gurgeln mit Wasser. Von der gegenüberliegenden Seite des Glases trinken. Schnell ein Glas Eiswasser, Tee oder Essig runterspülen. Zuckerwürfel mit Essig oder Zitronensaft essen. Niesen. Zunge herausziehen.

Reflex-Stopp über Stimulation des Nervus vagus. Auf die Augen drücken. Halsschlagader massieren.

Reflex-Stopp über Beruhigen des Nervus phrenicus. Oberbauch kühlen oder massieren.

Gesundheitsirrtümer III

7. SÜSSSTOFF HILFT BEIM ABNEHMEN. Warum mästet man dann Schweine damit?

8. DRECK IST GESUNDHEITSSCHÄDLICH. Falsch. Dreck stärkt das Immunsystem. Kinder, die auf dem Land leben und im Dreck wühlen, haben seltener Allergien als an Desinfektionsmittel gewöhnte Großstadtkinder.

Was ist gefährlicher: DAS E, DER KÜHLSCHRANK ODER DAS KLO?

Liebe Marion,

ich glaube, jetzt kann ich Dir mal einen richtig guten Tipp geben.

Es ist ja bekannt, dass man in der Hygiene viele Fehler machen kann. Und ganz besonders ist man im täglichen Leben ja oft der Schweinigkeit anderer, fremder Menschen ausgesetzt – also schutzlos.

Aber Robina Hood alias Cordula Stratmann spürt ständig neue vermeidbare Infektionsherde auf! Und teilt die gewonnene Kenntnis nun mit Dir. Ich will Dich ja gesund. Und bestimmt denken immer alle, die Marion, ach die Marion, die kennt sich ja aus, und immer musst Du mutterseelenallein Deine Gesundheit erhalten!

Jetzt hilft Robina:

Im Folgenden geht es nun um öffentliche Toiletten.

Gehst Du im Biergarten, wenn Du mal musst (groß oder klein spielt keine Rolle), einfach in die am nächsten gelegene Toilettenkabine, womöglich noch die, die eh schon die Türe offen stehen hat?

Reißt Du nach Deiner Vorgängerin einfach das nächste Stück vom Papier ab und führst es zwecks Abputzen zum – hüstel ... Gesäß?

Benutzt Du im Hotel auch das Stück Toilettenpapier, das die Reinigungskräfte so spitz zusammengefaltet haben, bevor der nächste Gast das Zimmer bezieht?

Falsch!
Falsch!
Falsch!

Im ersten Beispiel triffst Du damit zielsicher die Toilette, die am häufigsten benutzt wird – iiihh, DANGER!!!, mir dreht sich schon wieder alles um!

Und nun sag ich Dir, wie ich das mache: Ich frage mich bei der Ansicht einer Reihe öffentlicher Toiletten, welche ist die, auf die du spontan sofort draufgehen würdest (TABU!!!) und welche würdest du eher gar nicht in Betracht ziehen (NEHMEN!!!). Damit hast Du den Kreis der MitbenutzerInnen, auf deren geschicktes Schüssel-Treffen man sich NIE verlassen kann, extrem eingeschränkt.

Dass man sich nicht hinsetzt, muss ja hier nicht extra erwähnt werden.

Nun kommen wir nach der Verrichtung irgendeines Geschäfts also zum Papier: Erst mal mindestens drei Blätter abreißen und sofort im Klo versenken, die hat die Vorgängerin ziemlich sicher beim Abreißen noch in der Hand gehabt, als sie entschied, an welcher Perforation sie denn nun reißt.

Wenn man nämlich in ungünstiger Hock-Bück-Position mit einer Hand so leicht schräg hinter sich an die Wand zum Papier greift und beherzt dran zieht, hoffend, dass eine der nächsten Perforationen nachgibt, passiert es eigentlich IMMER, dass sich die KOMPLETTE Rolle in einer Nanosekunde entrollt und statt Dein ... hüstel! ... Pipi aufzufangen das am Boden befindliche Nass (nicht drüber nachdenken!!!) wegschluckt.

Dieserhalb und desterwegen nehmen ja beinahe alle Mitnutzer – so wie man selbst auch – mit der zweiten Hand das Papier, reißen und lassen das zuvor festgehaltene Material wieder los, dass es der Nächste nutze.

Im Hotel verhält es sich natürlich ganz genauso.

Du weißt nie, wo der andere gerade noch mit seiner Hand dran war, ebenso wie Du nie weißt, von welchem Haufen die Fliege gerade kommt, die sich mit ihren feinen Beinchen zärtlich auf Deinem Haar niederlässt.

Ich hoffe inständig, dass ich Dir mit diesem Schreiben auf dem komplizierten Gebiet der Hygiene weiterhelfen konnte und Du meinem Rat folgen mögest, sonst wüsst ich nämlich auf die Schnelle nix, was ich noch für Dich tun kann.

Danke, liebe Cordula,

ich hab eine Freundin, die geht nie, aber auch wirklich nie, woanders auf die Toilette. Ich werde ihr Deine Mail mal weiterleiten. Es macht mich immer so nervös, wenn wir im Café gemütlich einen Cappuccino schlürfen und ihr das Wasser plötzlich in die Augen schießt. Und ich an ihren zusammengezwickten Beinen seh, dass wir dringend nach Hause fahren müssen …
lg, in Eile, Marion

Liebe Cordula,

ich hab noch mal über Deinen WC-Papier-Tick nachgedacht – und möchte Dir doch noch gerne ein bisschen was über die Gefahren erzählen, die überall anders wesentlich extremer lauern. Zum Beispiel in Deinem Kühlschrank. Du holst Dir Deinen Joghurt raus, den Du nicht verträgst, und tappst mit einer einzigen Fingerspitze auf zehn Millionen Keime. Im Kühlschrank sitzen 11,4 Millionen Keime pro Quadratzentimeter. Auf Deiner Zahnbürste gar zehn hoch acht. Auf dem Fußboden tummeln sich nur 10 000, auf der Toilette nur 100, auf dem Toilettenpapier dürfte die Zahl weit unter Deinem IQ liegen. Noch schlimmer verhält es sich bei Deinem Küchenschwamm. Denn in diesem fanden Hygiene-Experten auch coliforme Bakterien, ein deutlicher Hinweis auf Fäkalien. Die machen ziemlichen Durchfall. Mit dem Lappen verteilst Du dann alles wunderbar auf dem

Tisch, der Arbeitsfläche und von dort wandern sie dann auf das Geschirrtuch – ab auf den Teller und in Deinen Mund ...

Ich hab mal gelesen: Ein Außerirdischer, der sich auf einer Reise zu uns an den Bakterien orientieren würde, täte sich in der Toilette die Hände waschen – und in die Küchenspüle ...

Aber die SAU, das schmutzigste anzunehmende Utensil, das hast Du gerade vor Dir. Deine Tastatur. Dort sitzen 400-mal mehr Bakterien als auf einer durchschnittlichen Klobrille. Halt! Greif jetzt nicht zum Telefonhörer ... Der ist noch schlimmer.

Ich weiß, Cordula. Jetzt möchtest Du nur noch eines: zu Deinem Arzt um die Ecke. Dem seriösen, der immer Schlips trägt. Da kann ich nur sagen: Vorsicht! Ein Medizinerteam aus den USA hat mal Krawatten untersucht und festgestellt, dass jeder zweite Medizinerschlips dermaßen von Krankheitserregern besiedelt ist, dass es sogar mich ekelt. Da stecken nämlich solche wie der Staphylococcus aureus drin. Und die sorgen nicht nur für eitrige Furunkel, sondern führen auch zu tödlicher Blutvergiftung, Lungenentzündung ...

Und nun die gute Nachricht: Bakterien beherrschen unseren Globus. Kein anderes Lebewesen taucht so häufig auf, verfügt über solch eine Artenvielfalt, hat so eine immense Widerstandskraft. Stell Dir vor, über Nacht können nur durch Zellteilung aus einer einzigen Bakterie eine Billion Bakterien entstehen.

Und: Der größte wandelnde Bakterienherd bist Du, ist der Mensch. Auf der Haut, im Mund, im Darm – überall siedeln sie. Nicht nur, um einen krank zu machen, sondern sie helfen, die Haut intakt zu halten, helfen verdauen und stärken das Immunsystem. Wenn Du nun anfängst, mit Desinfektionsmitteln (ich weiß, Du hast in Gedanken bereits einen ganzen Einkaufswagen voll – dessen Griff im Übrigen auch eine Bakterienschleuder ist, schlimmer als eine öffentliche Toilette) für Keimfreiheit sorgen zu wollen, tust Du was völlig Falsches. Du unterschätzt Dein Immunsystem. Das Einzige, was wirklich mit Bakterien fertig wird. Und dafür braucht es Training. Den täglichen wohldosierten Kontakt mit Keimen, mit Dreck. Das beugt dann auch Allergien vor. Also fürchte Dich nicht vor Toiletten, vor Toilettenpapier. Fürchte Dich lieber vor den Menschen. Wenn Du nämlich in einer gemütlichen Kölner Kneipe zum Kölsch aus einem Tellerchen ein paar Erdnüsslein snackst, dann nimmst Du die urinale keimbesiedelte Hinterlassenschaft von 27 verschiedenen Personen auf. So eine Studie. Die größte SAU ist und bleibt der Mensch. 31 Prozent der Männer und 17 Prozent der Frauen waschen sich nach dem Toilettenbesuch nicht die Hände.

Liebe Marion,

ja, aber … Urin ist doch sogar ganz gesund, heißt es ja immer. Zumindest meiner für mich. Hab ich irgendwo mal gelesen, fällt mir gerade ein. Da kann doch fremder sooo schlimm auch nicht sein, oder? Dann könnte ich meinen Toiletten-Grusel, von dem ich Dir vorher schrieb, ja auch drastisch herunterfahren, wär das herrlich!

Des Weiteren ess ich aber eh keine Erdnüsse zusammen mit Fremden aus einem Schüsselchen, weil unheimlich viele Leute ja Nägel kauen. Nein, nicht an der Wand. An ihren Fingern. Und die Vorstellung, dass die da grade vorher noch ihre Pfoten in ihrer Lülle gewendet haben – nee danke.

Außer beim Küssen einer selbst ausgesuchten Persönlichkeit aus meinem nächsten Umfeld möchte ich nämlich mit dem Speichel anderer grundsätzlich nicht konfrontiert werden. Nenn mich engstirnig, nenn mich verbohrt, da bin ich zu keiner Diskussion bereit. Ist einfach so. Kann ja jeder halten, wie er will.

Du machst mich aber mit einer ganz anderen Nachricht schon wieder nervös: Diese 11,4 Millionen Keime pro Quadratzentimeter in meinem Kühlschrank. Lass es in meinem Fall wegen guter Pflege zehn weniger sein – immer noch zu viel.

Zuerst habe ich daraufhin meinen Kühlschrank zwecks besserer Belüftung immer einen Spalt offen stehen lassen. Das war aber ja eine Riesen-Öko-Schweinerei, der hörte gar nicht mehr auf zu summen, so hat der Strom gezogen!

Seit 1. 10. hab ich jetzt meine ganzen Sachen auf den Balkon gestellt. Hoffentlich wird das nicht wieder so ein milder Winter.

98 Was ist gefährlicher: das e, der Kühlschrank oder das Klo?

Liebe Cordula,

ich halte es für ein äußerst gutes Zeichen, dass Du Dich nicht vor Deinem Urin fürchtest – ja ihn sogar als »gesund« ansiehst. Ich frage Dich jetzt nicht, ob Du schon Eigenurin-Therapie ...

Ich halte es für ein äußerst schlechtes Zeichen, dass Du Deinen Kühlschrank nicht mehr benutzt. Du musst ihn doch nur mit Essigwasser ausreiben! Die Bakterien, die sich bei einem milden Winter auf Deinem Balkon in Deinen Lebensmitteln entwickeln, sind übrigens viel gefährlicher. Außerdem könnte da doch eine chinesische Ente mit Vogelgrippe drüberfliegen. Oder ein Eichhörnchen könnte sich mit Deinem Gorgonzola den Magen verderben. Also räum das wieder um!
Liebe Grüße, Marion

Hallo Marion,

ja! Ist gemacht.
Jetzt riecht alles nach Essig.

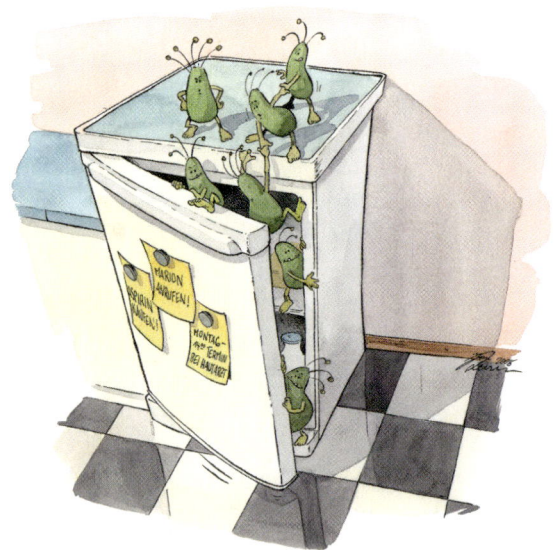

KLEINER KEIME-SURVIVAL-GUIDE

Hinterlistige Bakterien umschiffen ... Erst baut man sich kunstvoll eine Toilettenpapierlage auf der Brille (oder geht in die Skifahrerhocke), dann folgt penibles Händewaschen – und dann fasst man die Türklinke der Bedürfnisanstalt an. Dort lauert die Brut. Darum die Tür besser mit dem Fuß aufschieben.

... und es ihnen ungemütlich machen. Den Kühlschrank mindestens einmal im Monat mit Essigwasser auswischen. Putzlappen sowie Geschirrtücher und Spülbürste nach Gebrauch luftig aufhängen, damit sie schnell trocknen, und alle zwei Tage waschen bzw. wechseln. Spülbürste und -schwamm dürfen mit in die Spülmaschine. Übrigens: Auf Holzschneidebrettchen, am besten aus Hain- oder Weißbuchenholz, vermehren sich Keime langsamer als auf der Kunststoffvariante. Die Brettchen nach dem Spülen nicht aufeinanderstapeln, denn Bakterien lieben Feuchtigkeit.

Zahnbürste alle sechs Wochen wechseln. Die Borsten geben einen idealen Nährboden ab für Influenzaviren, Herpes Simplex I, Streptokokken und viele andere der bekannten Krankheitserreger. Dort findet, wer sucht, auch Fäkalienerreger. Und zwar ganz einfach, weil die Zahnbürste üblicherweise im Badezimmer aufbewahrt wird. Bedient man die Toilettenspülung, entsteht ein Wölkchen aus feinsten Tropfen, das sich auf die Zahnbürste setzt. Deswegen haben geschlossene Toilettendeckel ein gutes Feng Shui.

Desinfektionsmittel vergessen. Essig- oder Neutralreiniger reichen, Desinfektionsmittel können Allergien auslösen. Zudem verlernt unser Körper, mit Bakterien, Keimen & Co. fertig zu werden, wenn er damit nicht mehr in Kontakt kommt.

Nach Japan ziehen. In Japan findet man auf öffentlichen Toiletten seit Neuestem das Modell »Washlet«. Ein Multifunktionsklo, das den Deckel automatisch öffnet und selbsttätig die Spülung in Gang setzt. Die Bidetfunktion macht den Gebrauch von Klopapier unnötig.

Kann man ZU WENIG ÄPFEL ESSEN?

Liebe Marion,

in Großbritannien sagt man ja: »An apple a day keeps the doctor away.«

Und da dieses Land auch kluge Leute wie Michael Caine hervorgebracht hat, der einmal feststellte »Ein Gentleman ist jemand, der Akkordeon spielen kann, es aber nicht tut«, überzeugt mich der britische Apfel-Tipp.

Ich verspeise also möglichst täglich einen Apfel.

Als ich allerdings gestern Abend diese Gesundheitsmaßnahme wieder ergreifen wollte, hatte ich nur noch Birnen im Obstkorb und ein paar Bananen, auch Orangen waren aus. Nachdem ich meine Selbstvorwurf-Attacke über schlecht durchdachten Einkauf überwunden hatte, dachte ich: »Ach komm, dann isst du heute mal ne Birne.« Irgendwie firmiert diese Frucht ja im Alltäglichen recht nah am Apfel. Meint man immer.

Es wurde dann noch ein ganz normaler Abend.

Später lag ich wie immer zur Nachtruhe gut geputzt im Bett, ließ den Tag Revue passieren, und was die Birnen-Geschichte anging, überfielen mich plötzlich arge Zweifel, bis mir zum Schluss ein in Deutschland gebräuchliches Bonmot dann noch den Rest gab.

Hier heißt es doch immer, man solle nicht Äpfel mit Birnen vergleichen.

Ich steck jetzt völlig fest. Dann hätte ich ja mit der Birne als Ersatz für den Apfel alles falsch gemacht.

Eingeschlafen bin ich dann natürlich auch ewig nicht.

Was ist denn im Apfel so überirdisch Gesundes drin, und kann die Birne da nun mithalten oder nicht?

Hallo Cordula,

was war das denn für ein Apfel, den Du nicht gegessen hast? Vielleicht kann ich Dich ja so beruhigen. Manche Äpfel sind es einfach nicht wert, gegessen zu werden. Weil nix mehr drinsteckt in den hochgezüchteten Aromastoffwasserbällen, wie zum Beispiel Morgenduft, Jonathan, Gloster oder Granny Smith. Die haben nur ein Siebtel so viel Vitamin C wie Berlepsch (der liefert 35 Milligramm je 100 Gramm), sind also durchaus vergleichbar mit der Birne, die genauso wenig liefert, fünf Milligramm Vitamin C.

Also, wenn Du die luschen Sorten nicht gegessen hast, dann bist Du mit der Birne ziemlich gut dran. Das heißt, wenn es eine Bio-Birne war. Eine ungespritzte. Gespritzte Birnen vor allem aus Spanien enthalten mitunter Methamidophos, Chlorpyrifos, Pyriproxyfen ... also Unkrautvernichtungsmittel, Nervengift, Insektenwachstumshemmer. Aber das enthalten gespritzte Äpfel auch ...

Ansonsten empfehle ich ja nicht nur einen Apfel pro Tag, sondern vier. Die ess ich auch. Einen morgens auf nüchternen Magen, weil er den Cholesterinspiegel senkt. Dann entfalten seine Phenole am besten ihre Gesundwirkung. Fürs Herz. Einen esse ich tagsüber, wenn's stressig ist. Weil der Apfel wie ein Nerventonikum wirkt. Und den dritten Apfel esse ich für Frau Braun, meine Dentaltechnikerin. Sie sang kürzlich ein Loblied auf den Apfel: »Jeder sollte jeden Tag einen Apfel essen ... Kraftvoll reinbeißen. Verhindert Zahnsteinbildung. Verhindert Parodontose. Der putzt nämlich da, wo die Zahnbürste nicht hinkommt ...«

Also so ein Apfel, ein guter, enthält rund 300 Apfelwirkstoffe. Vor allem in den roten Wangen stecken Anthocyane, die freie Radikale fangen. Diese wild gewordenen Sauerstoffmoleküle zerstören Körperzellen und Erbsubstanz. Tragen mit bei zu Herzinfarkt und Krebs. Ein rotwangiger Red Delicious kann im Reagenzglas Darmkrebszellen um 43 Prozent reduzieren, Leberkrebszellen um 57 Prozent. Herz-Experten schätzen, dass man 50 Prozent der Infarkte vermeiden könnte, wenn man die Menschen dazu brächte, täglich einen Apfel zu essen. Ach ja, diese Menschen, die täglich einen Apfel essen, beugen auch noch Demenzerkrankungen wie Alzheimer oder Parkinson vor, so zwei Laborstudien der amerikanischen Cornell Universität. Verantwortlich für diesen Effekt ist vor allem der Pflanzenfarbstoff Quercetin, der die Körperzellen, darunter auch die Nervenzellen im Gehirn, vor dem Angriff freier Radikale schützt. Und: Die Fruchtsäuren des Apfels verderben Fäulnisbakterien im Darm dermaßen die Laune, dass sie sich nicht mehr vermehren wollen, während seine Gerbsäure Entzündungen hemmt. Der unverdauliche Ballaststoff Pektin hält den Darm in Bewegung, bindet Giftstoffe, die dann in der Kanalisation landen, dem Körper nicht mehr schaden können.

Probier doch mal die richtig gesunden aus: weißer Klarapfel, Elstar, Cox Orange, Braeburn und natürlich die aus Nachbars Garten …

Was wolltest Du noch mal? Ach ja, Du konntest wegen der Birne nicht schlafen. Iss einfach einen Apfel, bevor Du ins Bett gehst. Mach ich auch. Meinen vierten. Der lässt einen wunderbar schnell in die Federn sinken. Und wenn Du den nicht hast, dann iss halt ne Birne. Äpfel und Birnen entstammen einer Familie – der der Kernobstgewächse, die wiederum zur Familie der Rosengewächse zählen …

STOOOOPPPPP! MARIOOON!

Bist Du wahnsinnig?! Ich kann's nicht fassen: Du haust Dir vor dem Schlafen noch einen Apfel rein und lässt dann, schön am Ratzen, Deine Zähne mit der Apfelsäure allein?! Das darfst Du nie wieder tun, hörst Du? Dir bröseln so die Hauer weg! Und dann war's das mit kraftvoll in den Apfel und so weiter.

Also noch mal: Auf keinen Fall im Bett noch nen Apfel mampfen, das Letzte vorm Schlafen muss immer das Zähneputzen sein.

Sagt mein Zahnarzt. Den hab ich grad wegen Dir auch noch mal angerufen. Der ist bald ausgeflippt.

Gut, dass Du mir das geschrieben hast und ich sofort reagiert hab. So können wir Deine Zähne vielleicht noch retten. Hoffe ich. Wenn Du das nicht schon zu lange machst. Denn wenn die Zähne erst mal weg sind, dann aber gute Nacht, Johanna:

- Kieferprobleme mit der Prothese wegen eventueller Unverträglichkeit des Materials, also, alles wieder raus, was Neues probieren. In der Zwischenzeit wieder ein Provisorium.
- Nicht mehr so gutes Bissverhalten, daraus resultierend schlechtere Verdaulichkeit der Speisen, weil nicht genug gekaut. Magenprobleme, in der Folge Darmprobleme deswegen.
- Fehlernährung infolgedessen, weil nur noch weichere, besser zu kauende Nahrungsmittel eingenommen werden (häufig Weißbrot). Daraus resultierend eine Unterversorgung an wichtigen Mineralien.

Ach Quatsch, ich will Dich gar nicht nervös machen. Ist ja wahrscheinlich noch mal gutgegangen. Mehr kann man jetzt eh nicht tun. Als abwarten. Ob in der nächsten Zeit irgendeiner Deiner Zähne porös wird. Dann war's doch zu spät. Aber vielleicht ja nicht für alle Zähne. Wir gucken jetzt einfach mal.

MACH DICH BLOSS NICHT VERRÜCKT. HÖRST DU?

Abends einfach keinen Apfel mehr im Bett und ansonsten alles so weitermachen wie bisher. Mehr ist das nicht. Und nicht immer dran denken. Was passiert ist, ist passiert. Mit Selbstvorwürfen machst Du jetzt nichts besser.
Ich denk an Dich.
Cordula

Liebe Cordula,

mach Dir bitte keine Sorgen – ich hab mir beim Zahnarzt die Dritten schon bestellt. Wusstest Du eigentlich, dass es reicht, sich alle 48 Stunden die Zähne zu putzen, wenn man das gründlich tut? Und dass man nicht mehr drücken soll, als 200 Gramm auf einer Briefwaage ausmachen? Mehr ist gar nicht gut fürs Zahnfleisch. Das schwindet dann ob der rohen Behandlung ... Hol gleich mal die Briefwaage!
Marion

KLEINER APFEL-SURVIVAL-GUIDE

Täglich ein Apfel hält den Doktor fern. Doch das sollte man wissen:

Vorsicht Apfelallergie.
In Deutschland leiden rund 1,6 Millionen darunter. Zeigt sich mit Juckreiz und Schwellungen in Mund und Rachen. Gute Nachricht: Je nach Sorte ist das Allergiepotenzial unterschiedlich hoch. Wer auf Äpfel allergisch reagiert, sollte auf Golden Delicious, Granny Smith, Jonagold und leider auch auf den gesunden Braeburn besser verzichten. Stattdessen genussvoll in die nur schwach allergenen Sorten Boskop, Berlepsch, Goldparmäne oder Gravensteiner beißen. Übrigens: Geschälte, geraspelte oder gekochte Äpfel vertragen Allergiker meist besser, da durch die Verarbeitung apfeleigene Enzyme erwachen und die Allergene zerstören (denaturieren).

Blausäure im Apfelkern.
Gut, die kleinen, braunen Kernlein enthalten Amygdalin, das der Körper zu giftiger Blausäure abbaut. Dazu muss man die Kerne aber erst einmal zerkauen, sonst kommt der Körper gar nicht erst ans Amygdalin ran. Das machen die wenigsten, weil die Kerne bitter schmecken. Man kann sie also ruhig mitessen. Ein Vöglein, das dafür sorgt, dass aus dem Kern ein Baum wird, stirbt ja auch nicht dran. Es ist nur ein Fall bekannt, in dem der Genuss von Apfelkernen tödlich endete. Dieser Mensch hat allerdings eine ganze Tasse der bitteren »Pillen« gekaut.

Auf Ratten hören.
Ratten knabbern im Tierversuch lieber am Bio- als am konventionell angebauten Apfel. In über 80 Prozent des konventionell angebauten Obsts und Gemüses findet man Rückstände von Pestiziden. Bei Bio-Ware sind es nur sieben Prozent – und die haben die Gifte vom konventionellen Nachbarfeld aufgeschnappt. Konkretes Apfelbeispiel: Die Zeitschrift »Ökotest« untersuchte 25 beliebte Äpfel. Und nur vier davon waren pestizidfrei, darunter die zwei Bio-Teilnehmer. In den restlichen 21 Äpfeln fand man 17 verschiedene Pestizide, und nicht nur eines pro Apfel. Unter anderem Pflanzenschutzmittel, die zum

Kann man zu wenig Äpfel essen? 105

Teil in Deutschland nicht zugelassen sind. Dieses Gift macht dick, unfruchtbar, dement, krebskrank ... Der Bio-Apfel liefert zudem mehr Vitamin C, Kalzium, Phosphor und Apfelsäure als sein gespritzter Bruder.

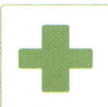

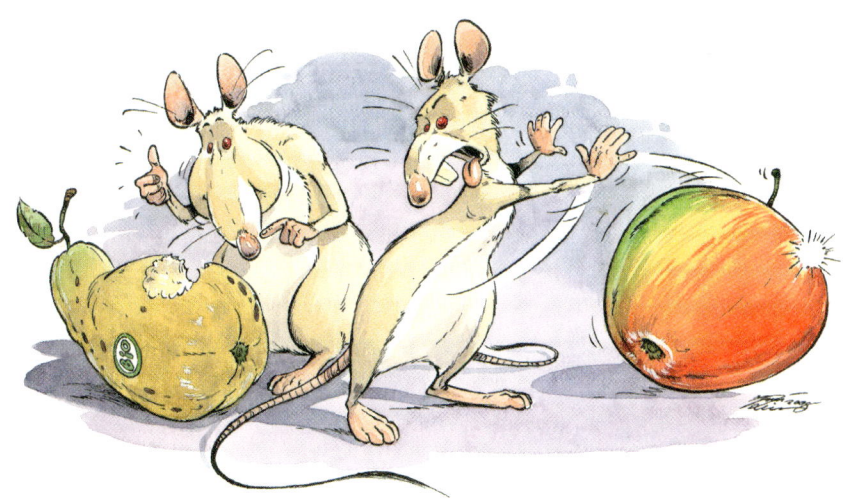

Warum ist DAS LEBEN SO TÖDLICH?

Liebe Marion!

Nachdem ich heute Morgen wieder mit dickem Schädel aufgewacht bin (VORSICHT! Jetzt keine blöden Bemerkungen in Richtung Alkoholmissbrauch oder so! Mit Kopfschmerzen werde ich seeehr empfindlich, fast schon zickig! Ich hatte wie auch sonst in meiner Drogophobie keinerlei Betäubungsmittel zu mir genommen), muss ich Dich in die Sache jetzt mal einschalten: Es heißt doch immer, man solle nicht die ganze Nacht über das Fenster im Schlafzimmer geöffnet lassen, sondern es reiche aus, vor dem Zubettgehen den Raum zehn Minuten zu lüften. Gehen wir mal auf Nummer sicher und lüften 20 Minuten. So weit, so gut.

Was ist nun die Folge? Das kann ich Dir genau sagen: Nach vier Stunden will das letzte Getränk des Vorabends den Körper verlassen, man schält sich aus dem Bett und: ALLES WEGGEATMET!!!

Von wegen Fenster geschlossen halten, kurz vorher lüften reicht aus! Für wen soll das denn gelten?! Meinen die damit Leute, die in Ballsälen nächtigen?

Wie viele Quadratmeter braucht ein Schlafzimmer, damit man nicht den ganzen vorher eingelassenen Sauerstoff inhaliert und in Stinke umgewandelt hat, wenn man nach schätzungsweise sieben Stunden die Nacht beendet (-n muss)? Außerdem zweifele ich stark an, dass ein Schlafzimmer von 400 Quadratmetern nach empfohlenen zehn Minuten durchgelüftet ist. Ich würde da einen Zeitraum von zirka elf Tagen veranschlagen, wenn ich was zu sagen hätte. Aber es scheint ja nicht von Interesse zu sein, was ich dazu meine. Ich soll ja hübsch zufrieden sein mit einer idiotischen Empfehlung von zehn Lüftungsminuten.

Oder geht diese Empfehlung vielleicht auf die Klimaveränderung zurück und dass wir mit dem Rohstoff Luft sparsamer umgehen müssen? Aber warum gab es diese 10-Minuten-Legende schon, bevor ich zum ersten Mal vom Ozonloch gehört habe?

So. Das war das eine.

Du siehst, da gibt es dringenden Klärungsbedarf.

Damit bin ich mit dem Thema aber immer noch nicht durch. Sagen wir mal, ich widersetze mich der Empfehlung und halte die ganze Nacht hindurch das Fenster geöffnet, weil ich es zutiefst ablehne, den Tag mit Kopfschmerzen zu beginnen. Dann habe ich im Hochsommer eine Variation des Problems am Hals, die wiederum neue Kopfschmerzattacken nach sich zieht, nämlich:

Als Beispiel mag hier ein unschuldiger Dienstag dienen, der uns am Tage mit zirka 40 Grad gequält hat, und auch in der Nacht kühlt es lediglich auf 28 Grad runter.

Ich nun liege in klebrigen Laken stöhnend – und habe ja renitent mein Fenster offen.

Die durchschnarchte Luft kann aber gar nicht aus dem Zimmer weichen, weil die 28-Grad-Wand von draußen die ganze Stinke quasi ins Zimmer zurückdrückt. Verstehste, was ich meine?

In dem Fall übersommere ich vielleicht besser in Grönland, oder was empfiehlst Du mir?

Falls sich das ganze Problem mit Deiner Kenntnis der Dinge nicht ganz anders darstellt. Fänd ich besser. In Grönland dann wieder Anschluss zu finden ... und bis man da dann wieder einen Metzger seines Vertrauens gefunden hat ... also bitte, beruhige mich, dass es in Sachen der nächtlichen Sauerstoffversorgung gar nicht so schlecht steht, wie von mir gerade geschildert.

Liebe Cordula,

warum lässt Du dir nicht wie Charlie Chaplin jeden Morgen ein Alka-Seltzer ans Bett bringen? Spaß beiseite, wo Du recht hast, hast Du recht: Das Leben ist tödlich, weil man irgendwann seinen letzten Atemzug nimmt. Also: Luft braucht man. Genauer: Sauerstoff. In Frischluft stecken 21 Prozent Sauerstoff. Unser Lebenselixier. Transportieren tut ihn das Hämoglobin durch das Blut von der Lunge zu jeder Körperzelle. Dafür atmest Du dann CO_2, also Kohlendioxid aus – und trägst wie die Kuh zum Treibhauseffekt bei. Im Gegensatz zum Baum, der CO_2 einatmet und O_2 ausatmet. Bleibt das Fenster zu, hast Du morgens nur noch 16 Prozent Sauerstoff in der Luft. Sie ist dann nicht mehr frisch, sondern CO_2-stickig. Dann wachst Du auch nach acht Stunden Schlaf auf, als hättest Du ne Flasche Billig-Rum im Kopf, und in den Gliedern hast Du das Gefühl, auf den Mount Everest geschlafwandelt zu sein.

Wie war das mit Deiner Zahlen-Legasthenie? Trotzdem: Dein Schlafzimmer hat doch etwa 20 Quadratmeter – oder? Es fasst also 48000 Liter Luft. Und nach 10 bis 15 Minuten Lüften: Frischluft. Wenn Du schläfst, saugst Du in der Minute (zwölf Atemzüge) 7,5 Liter in die Lunge. Macht 450 Liter in der Stunde. Macht 3600 Liter in der Nacht. Und das Gleiche holt sich Dein Mann auch. Macht 7200 Liter in acht Stunden. Eigentlich dürfte euch das schon langen. Wenn Du nach vier Stunden schon das Gefühl hast: »Alles WEGGEATMET!«, dann liegt vielleicht noch jemand bei Dir unter dem Bett. Eine Fußballmannschaft? Oder, eher wahrscheinlich, es handelt sich um so etwas wie die »gefühlte« Sauerstoffsättigung der Nachtluft, vergleichbar mit der »gefühlten« Temperatur. Dass »gefühlt« auch wichtig ist, wissen wir ja beide – ich sag nur: Psychosomatik. Also nehme ich Dich wie immer ernst. Mit Grund: Leidest Du länger unter einer Sauerstoffunterversorgung, schleichen sich Krankheiten an. Erst mangelt es einem an Vitalität, man fühlt sich zwar nicht krank, aber so richtig gesund auch nicht. Dann leidet das Immunsystem, Du hast häufiger eine Erkältung, die länger dauert. Schon wenn Du den Staubsauger nur anguckst, führt das zu Kurzatmigkeit. Dein Mann beschwert sich ständig über Deine kalten Hände – und flieht vor Deinen kalten Füßen. Was Dich nicht stört, weil das sexuelle Interesse sowieso schon auf ein Minimum reduziert ist.

> HÄ?! WIE BITTE?!
> ÜBER WEN SCHREIBST DU?
> MEIN MANN UND ICH, WIR HABEN
> SPEK TA KU LÄ REN S... UND
> WAS GEHT DICH DAS ÜBERHAUPT AN?!?!
> PFOTEN RAUS AUS MEINEM BETT!

Du leidest unter Nervosität – und er unter Deinen Stimmungsschwankungen. Da alles nicht mehr so gut durchblutet wird, funktionieren der Kreislauf, der Stoffwechsel, die Organe nicht mehr so richtig, man hört und sieht nicht mehr so gut. Ach ja: Mit Sauerstoff unterversorgte Zellen sterben natürlich irgendwann ab und mit ihnen Teile Deiner Organe. Das alles spricht dafür, dass Du Dein Fenster öffnest. Die ganze Nacht. Aber dann fürchtest Du Dich vor Zug. Und das verschwendet Energie, belastet die Umwelt und Deinen Geldbeutel. Und drittens freuen sich wahrscheinlich auch die Schimmelpilze.

Im Sommer willst Du dann nach Grönland auswandern und ich befürchte, keine E-Mails mehr zu kriegen, weil es dort nichts gibt, was Dich krank machen könnte, bis auf Zugluft vielleicht.

Vielleicht solltest Du doch lieber für den Sommer eine Klimaanlage einbauen und winters jede Nacht alle zwei Stunden stoßlüften. Heizung runterdrehen. Fenster auf, Türen auf. Und die ganze Luft austauschen. Im Winter reichen fünf Minuten – im Sommer dauert das dreimal so lang. Das lohnt sich im Grunde schon: Sauerstoff ist Leben, und Leben ist Energie. Je mehr Sauerstoff Du in Deinen Körper bringst, desto höher Deine Leistungsfähigkeit. Im Kopf. Im Bett. Im Alltag. Ein tiefer Atemzug – und weiter geht's. Vielleicht macht das dann sogar den alle zwei Stunden klingelnden Du-musst-jetzt-wieder-lüften-Wecker wett. Du könntest aber auch ein wenig schlafwandeln in die nächste Sauerstoff-Bar. Bei Dir um die Ecke gibt es eine. Dort sitzen wahrscheinlich auch alle Hypochonder Deines Viertels in schicken Sesseln, schnuppern aus einer Maske reinen Sauerstoff – fühlen sich frisch und erholt und zehn Jahre jünger. Wenigstens ein paar Minuten lang.

Ein Spaziergang bringt zwar mehr, ist aber nicht so trendy. Du kannst Dir auch Sauerstoffwasser kaufen, aufs Nachtkästlein stellen. Eine Nachtcreme mit Sauerstoff verwenden – oder Dir einen Sauerstoff-Raumluft-Verbesserer ins Zimmer stellen. Mit dem Vorteil: Wer dran glaubt, dem hilft es auch.

KEINE PANIK, CORDULA,

das wäre jetzt wirklich ganz, ganz schlecht. Dann atmest Du nämlich schneller. Bis zu 100-mal pro Minute. Atmest mehr CO_2 aus, als Dein Körper produziert. Meinst, keine Luft mehr zu kriegen. Der CO_2-Spiegel im Blut sinkt. Das Blut wird basisch. Der Sauerstoff kann durch das basische Blut nicht mehr so gut zum Gehirn. Dann fühlt man sich benommen, leer im Kopf. Leidet noch stärker unter Luftnot. Panik steigt auf. Du atmest noch schneller. Das freie Kalzium im Blut nimmt ab. Die Muskeln verkrampfen. Die Hände verwandeln sich in Pfötchen. Du hyperventilierst. Und dann meinst Du, dass das Ende naht. Nein, tut es nicht. Es gibt einen ganz einfachen Panikstopper: die Tüte. Einfach zehnmal in eine Tüte ein- und ausatmen. (Nein, keine Ikeatüte. Eine ganz kleine.) Die verbrauchte eigene Luft erhöht wieder den CO_2-Spiegel im Blut. Das Blut wird saurer, genug Kalzium schwimmt herum, die Muskeln entkrampfen. Du beruhigst dich. Das Ganze kannst Du dann noch mal bei Bedarf nach zwei Minuten wiederholen.

So, nun habe ich vergessen, was Du eigentlich genau wolltest ... aber ich muss jetzt weg.

Oh Marion!

Das Leben ist doch eine einzige Prüfung, oder?

Mannomann, ich muss mich jetzt erst mal hinlegen, dann les ich das noch mal.

Jetzt weiß ich auch, warum das Leben tödlich ist. Das hält ja kein Mensch auf Dauer aus.
Deine Cordula

KLEINER ATEMLUFT-SURVIVAL-GUIDE

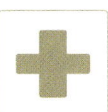

Fenster auf. Am besten stoßlüften. Zehn Minuten. So kommt genug Sauerstoff in die Atemluft. Nun aber auch tief atmen. In den Bauch hinunter. Und nicht nur in die Brust hecheln.

Blutkreislauf anregen. Ein gutes Herz und unverstopfte Blutgefäße, damit Sauerstoff schnell verteilt werden kann: Das kriegt man durch ausdauernde Bewegung, Laufen, Walken & Co.

Eisen nachfüllen. Damit im Blut genug Hämoglobin, roter Farbstoff, schwimmt, das den Sauerstoff zu den Zellen transportiert. Eisen steckt im Fleisch und grünen Gemüse. Und ein Glas Orangensaft zum Essen macht mit seinem Vitamin C das pflanzliche Eisen wertvoller für den Körper.

Zink essen. Das braucht der Körper, um mehr vom Aktiv-Hormon Testosteron zu bilden. Und das Testosteron sorgt wiederum dafür, dass mehr vom roten Blutfarbstoff Hämoglobin durch die Adern fließt. Deswegen hat man früher auch mit Testosteron gedopt. Kann man aber ganz leicht im Blut nachweisen. Besser durch Ausdauerbewegung und Zink den Testosteronspiegel auf natürliche Weise anheben. Das Spurenelement steckt in Austern, Geflügel, in Eiern, Käse und Milch.

Viele kleine Kraftwerke bauen.
Das sind viele Muskelfaserzellen mit vielen Mitochondrien, in denen Energie produziert wird. Die kriegen wir nur durch ausdauernde Bewegung.

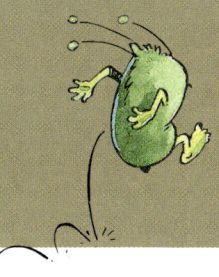

Kann man sich DURCH PFEIFEN EINEN ZUG HOLEN?

Marion,

ich hab jetzt mal eine etwas komische Frage. Aber was soll ich machen, sie kommt mir im Alltag so oft unter, dass ich mich nicht immer nur schämen kann, was für blöde Überlegungen ich so im Laufe eines Tages anstelle. 24 Stunden müssen ja auch irgendwie gefüllt werden, und zeig mir den, der sich nicht schon mal mit überflüssigen Grübeleien aufhält. Und überflüssig will ich das gar nicht mal nennen, was ich Dir da jetzt antrage. Eher ein bisschen … selten. Also, ich hab noch keinen getroffen, der sich gerade mit dieser Fragestellung herumschlägt.

Aber vielleicht rufen ja viele im Land erleichtert: Jaaa, ich habe mich immer geschämt, ich habe nie jemanden ins Vertrauen gezogen, wie unendlich erleichternd, dass ich es hier in diesem Buch nachlesen kann!

Ich will Dich nun nicht länger mit meinem Problem hinhalten, und von einer langen Vorrede wird es ja nicht besser.

Also. Ich pfeife gern. Sehr gern. Eigentlich pfeife ich in unbeobachteten Momenten ständig ein Lied vor mich hin. Mal Klassik, mal Pop, was mir gerade so unterkommt. Fest steht, ich pfeife täglich und manchmal nicht unter 20 Minuten.

Ich setze dabei auch nicht mal ab, sondern beim Luftholen halte ich die Melodie stringent am Laufen. Heißt, ich stoße die Luft nicht nur aus, sondern atme sie auch pfeifend mit Ton wieder ein.

Und nun musst Du mir mal helfen:

Kann es sein, dass ich mir durch diese häufige Pfeiferei mit Lufteinzug immer wieder Unterkühlungen zuziehe?

Ich friere nämlich sehr oft, und irgendwo muss das ja herkommen.

Liebe Cordula,

was Zug betrifft, sorry, hast du wirklich einen klitzekleinen Vogel. Warum sollst du Dir pfeifend eine Unterkühlung zuziehen? Die Luft, die reinkommt, wird selbstverständlich durch die Gefäße Deiner Schleimhäute aufgewärmt.

Warum pfeifen die Menschen? Weil sie gute Laune haben, ausgeglichen und zufrieden sind. Und Du fürchtest dich davor, dass Du Dir pfeifend eine Erkältung holst. Unglaublich! Pfeifen ist Meditation pur. Wenn ich im Wald bin, pfeif ich auch. Das macht den Kopf frei, den Bauch fröhlich. Pfeift den Stress einfach weg. Wenn ich jetzt auf die Idee kommen würde: Pfeifend schluckt man mit Insektiziden verpestete Insekten. Oder Schrotkugeln, weil man auf einen Sonntagsjäger treffen könnte, der einen für ein Vögelchen hält. Oder auch nur auf einen Menschen, der es nicht erträgt, wenn andere pfeifen – und mit einem Prügel ... Also wenn ich so denken würde wie Du, dann würde ich mir die ganze meditative Wirkung zunichte machen. Der Körper setzt keine Endorphine mehr frei, die Schmerzen lindern und fröhlich stimmen. Herzschlag und Atmung beruhigen sich nicht mehr ... Pfeif-Meditation ist Medizin pur: Senkt den Blutzucker, den Blutdruck, lindert Migräne, stärkt das Immunsystem, schützt vor Herzinfarkt und Krebs. Außerdem tut sie der Seele gut, lindert Depressionen und Ängste. Und Du fürchtest Dich vor Zug!
Meint kopfschüttelnd Deine Marion

Mein Gott,

Du kannst Dich aber auch aufregen.

Ich pfeif ja weiter. War doch nur mal eine Frage. Ich frier wirklich oft. Aber gut, ich pfeif ja weiter. Zieh ich mir halt was drüber.

Können Stühle SCHNUPFEN ÜBERTRAGEN?

Ach, Marion.

Jetzt hab ich Schnupfen.

Gestern gab es nach vielen 20-Grad-Tagen einen Kälteeinsturz, ich hatte den ganzen Tag kalte Füße und – zack! – heute Schnupfen.

Was soll das?! Die kalten Füße sind schon schlimm genug, und warum geben ausgerechnet die Füße da ganz unten ihre Macke an den Kopf da ganz oben weiter? Und wieso hab ich auf dem Weg von unten nach oben nicht Beinschmerzen, Bauchschmerzen, Brustschmerzen? Man merkt ja gar nicht, wie der Fußschnupfen sich den Weg durch den Körper bahnt, bis er kurze Zeit später der allseits bekannte Kopfschnupfen wird.

Und ich hab ja dann immer direkt diesen Monster-Schnupfen!

Alles zu! Dicke Augen, dicke Nase, dicker Arsch! Nee, war 'n Scherz. Mein Gesäß bleibt komischerweise bisher von Infekten verschont. Obwohl ich immer etwas unruhig auf meine erste Arschgrippe warte. Die Vorhut dessen ist ja immer schon die Blasenentzündung. Wenn ich die hab, hab ich immer Panik, dass das dann einfach ein bisschen weiter nach hinten rutscht und zack! Gesäßentzündung. Aber toi toi toi, ich klopf auf Holz, da war noch nix bisher.

Also, jetzt sag mal: Kalte Füße, gleich Stunden später Schnupfen? Oder hat nur mir der Schöpfer dieses Los auferlegt? Dann werd ich mich nach all den Jahren Piesackerei glaub ich mal richtig dahinterklemmen, wer der Typ genau ist. Da hab ich wirklich keinen Bock mehr drauf, dass der ständig in meinem Leben rumpfuscht und ich wie ein ergebenes Lamm jeden Schnupfen annehme wie eine Prüfung.

Vielleicht weißt Du darüber ja auch Genaueres. Kannste mir ja dann direkt mit verraten. Den würd ich mir gern mal vorknöpfen. Auch wegen ein paar anderer Sachen.

Liebe Cordula,

Du bist echt up to date! Die Frage »Wie kommen die winzigen Viren von den kalten Füßen bis zur Nase?« bewegt derzeit zwar nicht die Theologen, dafür aber die Welt der Medizin. Wurde jüngst noch die Kind-du-hast-ja-kalte-Füße-du-holst-Dir-den-Tod-Theorie als einer der blödsinnigsten Medizin-Irrtümer verachtet, weiß man seit dem neuen Experiment von Ronald Eccles vom »Comon Cold Center« der Cardiff University in Wales: Oma hat wie immer doch recht. Also, Dr. Eccles teilte 180 Studenten in zwei Gruppen. 90 der Studenten mussten im Dienste der Wissenschaft ihre nackten Füße in eine Schüssel mit 10 Grad kaltem Wasser stecken. 20 Minuten lang. Die anderen durften ihre Schuhe anbehalten und ihre Füße in eine Schüssel ohne Wasser stellen (blödsinnig, gell, aber so sind Studien halt). Fünf Tage lang überprüften die Studenten ihr Befinden – auf laufende Nase, verstopfte Nase, Halsschmerzen, Niesen und Husten. Und stell Dir vor: Tatsächlich hatten in der Kaltwasserschüsselgruppe 13 Mann einen Schnupfen. Und von denen, die ihre Schuhe in die Schüssel stellen durften, nur fünf. Das ist statistisch eindeutig. Und widerlegt eine andere Studie, in der Studenten kalte, nasse Socken trugen, man ihnen Erkältungsviren ins Gesicht sprühte und sie genauso häufig Schnupfen bekamen wie die Studenten, die trockene Socken trugen und auch Viren inhalierten.

Also neuerdings weiß man: Kalte Füße machen Schnupfen. Allerdings muss da schon vorher ein Virus in der Nase sitzen. Denn ohne dieses wäre das Experiment nicht erfolgreich. Und wie kommt man an das Virus in der Nase? Da könnte uns einer in der U-Bahn anniesen. Zum Beispiel. Zwei Tage später etwa sind wir dann krank. Wusstest Du, dass Niesen die effektivste Art ist, Krankheitserreger loszuwerden? Mit einer Geschwindigkeit von 150 Stundenkilometern düsen sie bis zu fünf Meter weit. Ach ja, hab ich Dir schon erzählt. Du musst mir sagen, wenn ich mich zu oft wiederhole!

Also: Einsammeln tun wir ein Virus am häufigsten mit unseren Händen. Zum Beispiel, wenn man seinen Stuhl im Restaurant an den Tisch rückt. Nur, da denken wir an alles andere als daran, dass da vor zwei Tagen einer mit Schnupfen gesessen haben könnte, der ganz höflich beim Niesen die Hand vorgehalten hat. Solch Höflichkeit ist der Einreisestempel für das Virus in die nächste Nase sozusagen. Hätte der im Restaurant mal lieber auf den Boden gerotzt, dort geht das Virus wegen Einsamkeit einfach ein ... Kennst Du übrigens Dr. med. Eckart von Hirschhausen? Der schreibt urkomische Gesundheitskolumnen für den Stern, kürzlich schrieb er: »So wenig ich von Freuds Theorien halte, in dem Punkt der analen Fixierung hatte er einfach recht. Dieser Blick, mit dem ein erwachsener Mann nach minutenlangem Schnäuzen noch einmal wehmütig den Inhalt seines Stofftaschentuches begutachtet! Das ist identisch mit dem Stolz eines Dreijährigen beim Blick zurück in die Schüssel. Schließlich wird das Stofftaschentuch gefaltet – damit anschließend beide Hände infektiös sind. Dann ab damit in die warme Hosentasche. Frischer Rotz im Taschentuch bei Körpertemperatur – das ist für die Viren so eine Art Club Méditerranée. Schöner könnten sie es nicht haben.«

Also, liebe Cordula: Gib Männern, die Stofftaschentücher besitzen, einfach nicht die Hand. Und frag den Kellner im Restaurant, ob da vorher ein solcher auf dem Stuhl saß. Du willst Dir doch nicht über einen Stuhl eine Erkältung zuziehen – oder?

Warum führt nun Kälte doch zu einer Erkältung, obwohl man lange Zeit gesagt hat, Erkältung habe mit Kälte nix zu tun, sie tauche in den kalten Jahreszeiten nur einfach häufiger auf, weil man sich da gemeinsam in geschlossenen Räumen aufhält und Viren Party feiern können? Es sei vielmehr so: Erst habe man Schnupfen, dann werden die Füße kalt, weil das Fieber sich mit Frösteln ankündigt.

Wahr ist: Sobald die Körperoberfläche, auch die Füße, auskühlt, ziehen sich die Blutgefäße in der Nase zusammen. Die Schleimhaut wird schlechter durchblutet, das schwächt das Immunsystem, dann kann sich das Schnupfen-Virus vermehren. So machen kalte Füße also Schnupfen. Allerdings haben die Forscher auch herausgefunden: Nur den

Studenten hat das kalte Fußbad geschadet, die eh häufig eine Erkältung bekommen. Sprich: Kalte Füße schaden nur, wenn das Immunsystem schwach ist.

Also, nun hast Du Schnupfen – was tun? Gehe nicht zum Arzt, denn der schickt Dich eh bloß in die Apotheke. Geh gleich dorthin – dann nimmst Du nicht auch noch die Bazillen aus dem Wartezimmer mit. Und kauf Dir das, woran Du glaubst. Das hilft am besten: Vitamin-C-Brausetabletten, Zink, Globuli, Echinacea, Grippeblocker ... Mit Medikamenten dauert der Schnupfen sieben Tage, ohne eine Woche. Wirklich hilft: viel schlafen, viel trinken, Hühnersuppe löffeln und die Nase mit Meersalz spülen.

Auch für Deine kalten Füße habe ich noch einen Tipp: Es gibt Körnerschuhe mit einer Füllung aus mehrfach gereinigtem, entstaubtem und zertifiziertem Weizen. (Zertifiziert! Körnerschuhgeeignet!) Die stellst Du drei Minuten bei 600 Watt in die Mikrowelle – und dann ziehst Du sie an. Ich könnte mich jetzt schon totlachen, wie Du in den orange gestreiften, geschmacksmustergeschützten Fußsäcken durch Deinen Supermarkt stampfst.

Sag mal: Wie ich Dir beim Inder kürzlich erzählt habe, dass Lassi unglaublich gesund ist, leider aber Joghurt drin hat, hast Du wieder mal so geschielt, so lass-die-nur-reden geschielt. Hat man Dir als Kind nicht erzählt, das soll man nicht machen? Das Schielen bliebe irgendwann stehen? Auch einer dieser Medizin-Irrtümer, die vielleicht ein Forscher in Wales widerlegt ...

Ach, Marion,

Du willst mich ja einfach nur mürbe machen!

ICH SCHIELE NICHT!!!!

Aus dem ganz einfachen Grund, weil ich mich seit Kindertagen schon penibel an den Hinweis meiner Großmutter, die IMMER! ALLES! wusste, halte: Mittags und nachts um zwölf darf nicht geschielt werden, denn dann bleiben die Augen so stehen. Wer also die Zwischenzeit zum Schielen nutzt, der geht gar kein Risiko ein. Man sollte nur nicht von 12.01 Uhr bis 23.59 Uhr durchschielen, ich glaub, das ist dann auch wieder nicht so gut. Immer nur zack, schiel! – und gut.

Mehr nicht.

Das kannste aber so oft machen, wie die Augenbänder hergeben.

Alles andere ist eine Lüge, die die Menschen nur verunsichern soll.

So, damit Du Bescheid weißt!

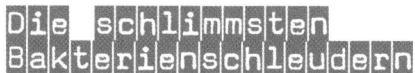

1. Tastatur
2. Zahnbürste
3. Küchentuch
4. Kühlschrank
5. Einkaufswagen
6. Leihschuhe
7. Hotelbettkissen
8. Toilettensitz
9. Zeitschriften im Wartezimmer einer Arztpraxis
10. Leihbücher
11. Türgriff
12. Schneidebrett
13. öffentliche Dusche
14. Telefonhörer
15. Stofftaschentuch
16. Geld
17. Biergartengläser
18. Bankautomat
19. Handlauf an der Rolltreppe

KLEINER SCHNUPFEN-SURVIVAL-GUIDE

Füße warm halten und baden. Ein ansteigendes Fußbad bekämpft Erkältungen im Anfangsstadium. So geht's: Kleine Wanne mit körperwarmem Wasser (37 Grad) füllen. Füße (ohne Schuhe) 15 Minuten lang hineinstellen. Nach und nach heißes Wasser nachgießen, bis am Ende eine Temperatur von 42 Grad erreicht ist. Füße gut abtrocknen, in dicke Socken schlüpfen.

Salz für die Nase. Der wirksamste Schutz vor Erkältung ist die Nasenspülung mit physiologischer Kochsalzlösung. Wer täglich spült – am besten das ganze Jahr über –, senkt sein Erkältungsrisiko um 25 Prozent, so eine Studie mit 600 Freiwilligen an der *Medizinischen Hochschule Hannover*.

Viele Packungen Papiertaschentücher. Jedes nur einmal verwenden und sofort entsorgen!

Viel trinken. Das verhindert, dass der Schleim zäh wird, das lieben Bakterien. Und brüten eine Nebenhöhlenentzündung und Bronchitis aus. Gut: heiße Zitrone und Sanddornsaft (Vitamin C!), Hagebutten- oder Holunderblütentee.

Hühnersuppe löffeln. Auch hier hat Oma recht. Die Suppe bringt die Nase zum Laufen, stärkt das Immunsystem mit Zink und Eiweiß (Rezept siehe S. 124).

Akupressur der »vierfachen Helligkeit«. Dieser Punkt liegt unterhalb des Auges. Mit dem Zeigefinger vom oberen Wangenknochen Richtung Nase wandern, dort sitzt ein kleines Grübchen. Unter beiden Augen 30 Sekunden massieren. Fünfmal am Tag.

Schlafen. Viel schlafen. Da legen sich auch die Viren hin. Und sind eine leichte Beute für unsere Abwehrkräfte.

Kann Hühnersuppe VOGELGRIPPE ÜBERTRAGEN?

Klar. Das war ja klar.

Zweiter Tag: Bronchitis.

Ich flipp gleich aus!

Weißt Du, wie sich das anfühlt, wenn der Monster-Schnupfen alle Löcher im Kopf dichtmacht und man im Angesicht des Erstickungstodes den ganzen Tag den Mund aufreißt, um nach ein bisschen Luft zu schnappen?! Weißt Du, wie das ist??!

Und nach so einem Tag, der sich mit tränenden Augen und pochenden Nebenhöhlen anfühlt, als sei es der letzte, nach so einem Tag, an dem man beginnt, seine Dinge für die Nachwelt zu regeln, nach so einem Tag kommt der bellende, der scheppernde, schmerzende Husten, weil diese Mimosen-Bronchien sich hysterisch dranhängen an die andern.

Diese leicht behaarten Damen (Bronchien) kneifen ja dann nicht mal den Arsch zusammen und sagen sich, die Stratmann ist uns eine so gute Herberge, die sorgt jahraus, jahrein für uns, da hauen wir der nicht auch noch auf die Fresse, wenn schon Kollege Nase so ein Theater macht.

Nein! Die denken, bei der Stratmann, da ist Party und wir haben zwar keine Einladung, aber irgendwer lässt uns schon rein. Klappt ja sonst auch immer.

Schreib mir schnell, tröste mich, bevor daraus noch Ganzkörperkrebs wird!!!

Liebe Cordula,

ab ins Bettchen. Warm einpacken. Lindenblütentee trinken. Und ja nicht im Pschyrembel blättern. Viel schlafen. Und spätestens in einer Woche ist alles gut. Schnupfenviren haben Deine Nasenschleimhaut dazu gebracht, sich zu röten und anzuschwellen. Deswegen kriegst Du keine Luft. Viel trinken! Dann wird der Schleim flüssiger. Leider haben sich die Viren bei Dir schon ausgebreitet. Das tun sie meist in Rachen, Hals, Bronchien, Stirn- und Nebenhöhlen und dringen mitunter auch bis in den Gehörgang vor. Überall dort bereiten Sie den Boden für Bakterien. Es kommt, wenn man sich nun nicht pflegt, zur Entzündung, zur Bronchitis, zur Nebenhöhlenentzündung ... Gegen den Virenangriff können wir bloß schlafen – und gucken, dass das Immunsystem das regelt. Antibiotika helfen nur gegen Bakterien. Aber die solltest Du tunlichst nicht nehmen, weil sie die Darmflora zerstören, das Immunsystem schwächen – und die Bakterien resistent dagegen werden. Das heißt: Irgendwann hast Du was Schlimmes – und Antibiotika helfen nicht mehr. Lass da mal Deinen inneren Doktor dran. Und Deinen Mann, der soll Dir Salz zum Inhalieren geben und Wadenwickel machen ... Ich hab Dir einen kleinen Erkältungs-Survival-Guide zusammengestellt. Und wünsch Dir gute Besserung. Die Vogelgrippe wird's schon nicht sein ...

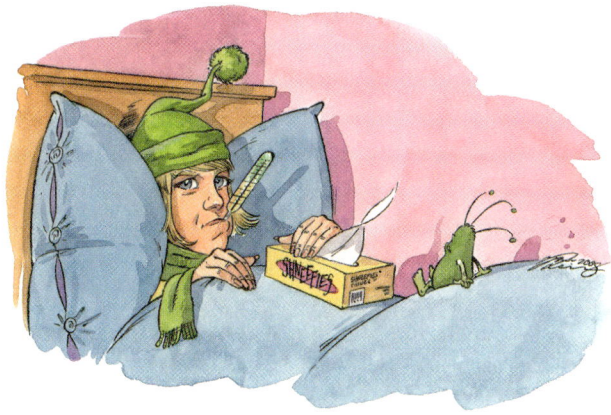

KLEINER ERKÄLTUNGS-SURVIVAL-GUIDE

Salz für die Bronchien. Inhalation mit Salz wirkt heilend auf alle Schleimhäute. So geht's: Zwei bis drei Teelöffel Meersalz mit einem Liter kochendem Wasser aufgießen. Kopf über der Schüssel mit einem Handtuch abdecken. Zehn Minuten tief durch Mund und Nase atmen.

Salz für den Hals. Hals warm einwickeln, viel trinken. Gurgellösungen mit Salbei und Meersalz beruhigen entzündete Mandeln und vertreiben Halsschmerzen. So geht's: Einen Teelöffel Meersalz in einer Tasse Salbeitee auflösen und damit gurgeln. Ruhig mehrmals täglich.

Schwitzen ist die beste Medizin gegen aufkeimende Erkältungen. Schwitzen kurbelt die Abwehr an, versetzt den Körper in ein künstliches Fieber. So geht's: Vor dem Schlafengehen zwei bis drei Tassen Lindenblütentee trinken. Dick einpacken, ins warme Bett legen. Den durchgeschwitzten Schlafanzug alle zwei Stunden wechseln und den Körper mit einem Handtuch trockenreiben. Vor dem erneuten Einschlafen noch etwas trinken. Aber bitte nur anwenden, wenn das Fieber nicht hoch ist. Wirkt auch wunderbar: heißer Holundersaft.

Kalte Wadenwickel. Sie senken die Körpertemperatur bei Fieber über 39 Grad – aber nur, wenn man über die Fröstelphase schon weg ist. So geht's: Ein Handtuch in kaltes Wasser tauchen, auswringen und fest um die Waden wickeln. Darüber ein trockenes Tuch aus Wolle oder Baumwolle befestigen. Beine ausstrecken und fünf Minuten ruhig liegen bleiben. Wadenwickel zwei- bis dreimal erneuern.

Zink verkürzt die Erkältung. Wer sich gut mit dem Spurenelement versorgt, verringert deutlich Dauer und Schwere grippaler Infekte, zeigen Studien. Top-Zinkquelle ist Bio-Rindfleisch. Deswegen hilft Omas Fleischbrühe bei Erkältung.

Liebe Marion,

kurz zu Deinem Linden-Tee-Schwitz-Tipp ... Wärest Du bitte so freundlich und würdest Dich an der Neubeschaffung von Schlafanzügen, Größe 36, beteiligen? Mein Mann kommt nicht mehr nach, und die hier umliegenden Geschäfte haben mittlerweile Lieferschwierigkeiten. Danke.
Deine Cordula

Liebe Cordula,

sorry, den Tipp hätte ich Dir schon gestern schicken sollen. Wie Du weißt, schreibe ich gerade an einem Buch über Wundersuppen. Und da ist ein Rezept für Hühnersuppe drin. Das ist wirklich das beste Süppchen – ideal für Hypochonder und echt Kranke. »Wenn Schleim auf deinen Bronchien liegt / Wenn Grippe dich schon unterkriegt / Wenn grüner Schnotten zäh verweilt: / Heiße Hühnersuppe heilt. / ... Köstlich wird die Suppe munden / Dich vom Kranken zum Gesunden / wandeln und dir Kräfte geben / Energie und Schwung zum Leben.« Schön, gell? Vom deutschen Satiriker und Autor Wiglaf Droste.

   Die Suppe hilft Dir wirklich. Lass sie Dir doch von Deinem Mann kochen, wenn er nicht gerade beim Schlafanzugeinkaufen ist ...

   Gute Besserung!
Marion

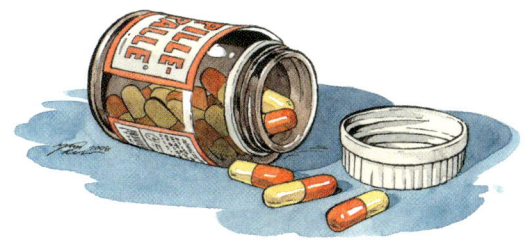

Hühnersuppe mit Nudeln

Zutaten für 4 Personen

1 Suppenhuhn oder 1 Hähnchen (ca. 1,2 kg)
2 Lorbeerblätter, 1 TL schwarze Pfefferkörner, 1 EL Salz
3 große Möhren (ca. 400 g)
150 g Staudensellerie
2 dünne Stangen Lauch
1 Petersilienwurzel
2 Zwiebeln
125 g Fadennudeln
schwarzer Pfeffer

Vorbereitung: 30 Min., Garzeit: 95 Min., pro Portion ca. 280 kcal

1. Das Huhn außen und innen unter kaltem Wasser abspülen. In einen Suppentopf geben, so viel Wasser (etwa eineinhalb Liter) zum Huhn geben, dass es bedeckt ist. Langsam zum Kochen bringen. Lorbeerblätter, Pfefferkörner und Salz hinzufügen. Sobald die Brühe zu kochen beginnt, die Hitze reduzieren und 90 Min. bei milder Hitze leicht kochen lassen. Schaum abschöpfen.

2. Inzwischen das Gemüse waschen und putzen oder schälen. Möhren längs halbieren und schräg in 0,5 cm dicke Scheiben schneiden. Staudensellerie und Lauch schräg in 3–4 cm lange Stücke schneiden. Petersilienwurzel in Scheiben teilen. Zwiebeln vierteln. Gemüse nach 60 Min. zum Huhn geben und mitgaren.

3. Das Huhn aus der Brühe heben, auf einer Platte etwas abkühlen lassen. Lorbeerblätter entfernen. Die Nudeln in die Brühe geben, 5 Min. mitgaren.

4. Inzwischen das Huhn häuten, Fleisch mit einem scharfen Messer vom Knochen lösen und in mundgerechte Stücke schneiden. Zur Suppe geben, mit Salz und Pfeffer abschmecken. Sofort servieren.

Mensch Marion!

Ich häute kein Huhn!

Sowas mach ich nicht!

Nein! Nein! Nein!

Und das soll auch mein Mann für mich nicht machen!

Außerdem muss ich ja immer auch damit rechnen, dass mein Mann mal *meine* Hilfe braucht und dann wäre ja *ich* dran mit Huhnhäuten.

Die sehen zeit ihres Lebens schon so sauschäbig aus, und dann, wenn sie tot vor einem liegen, nimmt man ihnen noch den letzten Rest an Würde!

Und das Tier stumm in meinen Händen.

WAS MUSS MAN DAFÜR FÜR EIN MENSCH SEIN?!

Ich danke Dir sehr, dass Du Dir die Mühe mit dem Suppenrezept gemacht hast, aber Du müsstest mich doch so weit kennen, dass Du weißt, ich kann ja noch nicht mal einer Fliege was zuleide tun. So viel ich weiß, geht dieser Spruch auch auf mich zurück. Da bin ich mir aber im Moment nicht so sicher.

Auch, dass ich das Huhn vorher mit kaltem Wasser abspülen, dann aber in kochendes hineingeben muss ... Ich kann das nicht.

Erwachsenen Menschen mal schön eine scheuern, wenn sie sich wieder irgendwo danebenbenommen haben, kein Problem (zumindest nachts, wenn ich schlafe).

Aber Hühner? Nee, ich versuch mir das grade vorzustellen.

Geht nicht.

Ich hab schon mal einem Schwein ins Gesäß getreten. So ganz leicht. Hat das glaub ich gar nicht richtig gemerkt. Tut mir heute noch leid.

Da! Siehste! Füllen sich sofort meine Augen mit Tränen.

Ich glaube, diese Seite von mir habe ich Dir aber auch nie wirklich gezeigt. Weil ich über das Ereignis, das Auslöser für meine Tierfreundlichkeit war, bis heute nicht mehr gesprochen habe.

Ich habe mit 26 Jahren einen Kanarienvogel gewürgt. Wer das unerträgliche, unaufhaltsame Zwitschern von Kanarienvögeln kennt, wird mich verstehen, ich habe damals auch viel Zuspruch bekommen, aber so etwas darf natürlich nicht passieren. Dann muss man rausgehen oder Fingernägel kauen. Man darf so einem klar unterlegenen Vogel jedenfalls nicht an die Gurgel springen.

Naja, jetzt weißt Du es und verstehst vielleicht meine Weigerung, an dem Huhn Hand anzulegen.

Es hat mir gutgetan, davon zu erzählen, es geht mir jetzt viel besser und die Vorstellung, dass vielleicht doch

… mein Mann … das Huhn …

Es ist ja eh tot.

Er macht ja so gesehen nichts wirklich Schlimmes … Und im Grab würde sich die Haut doch auch eh irgendwann, also, sie würde ja mitverwesen.

Eigentlich okay, oder?

Und für meinen Schnupfen, da brauchen wir nicht groß drüber reden, da wäre die Suppe natürlich super.

Ich frag einfach meinen Mann mal. Ob der sich das vorstellen kann. Und dass er Dich ja auch kränkt, wenn er sich weigert, nach einem Rezept von Dir zu kochen, dass Du mir extra geschickt hast. Das kann der eigentlich nicht bringen. Ich meld mich wieder.
Deine Cordula

Gute Besserung!!!!!!!!

Hast du wirklich einen Kanarienvogel gewürgt? Ich fass es nicht!

Also Marion.

Jetzt pul da doch nicht noch weiter dran rum! Ich wusste: So was darf ich Dir gar nicht erzählen.
PS: Ist wirklich schon unheimlich lange her.
PPS: Der Vogel war schon sehr alt.

Muss ich die ANTIBIOTIKA ZU ENDE NEHMEN?

Marion?

Ich nehme seit drei Tagen ein Antibiotikum.

Und es wirkt auch, das merke ich. Ich glaub, die Lungenentzündung ist abgewendet.

Aber dieses Antibiotikum!

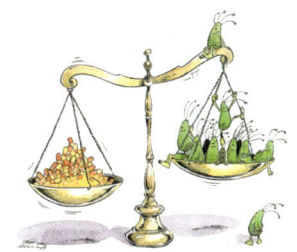

Es zerstört mich von innen, das spür ich ganz genau! Ich fühl mich wie kurz vorm Organversagen!

Das Sauzeug, der Arzt hat mich vergiftet! Der hatte auch so böse Augen.

Liebe Cordula!

Es freut mich, dass es Dir besser geht, aber Du solltest nicht mal im Entferntesten daran denken, das Antibotikum nicht zu Ende zu nehmen, weil Du Dich jetzt um Deine Darmflora sorgst. Das ist lebensgefährlich! Da haben viele Wissenschaftler rumgetüftelt, wie viel von dem Zeugs man braucht, damit auch das letzte Bakterium im Körper ausgerottet ist. Und dann gehen die Menschen hin, fühlen sich nach drei Tagen besser, weil ein Großteil der Feinde eliminiert ist. Stoppen die Einnahme. Und was passiert? Da tummeln sich immer noch Bakterien im Körper, die vermehren sich fleißig – und sind dann auch noch gegen das Antibiotikum resistent. Nee, nee, brav die verschriebene Dosis fertig einnehmen! Zwischen den Einnahmezeiten Joghurt essen. Und B-Vitamine nehmen. Apropos: Verträgst Du Joghurt immer noch nicht?

Können PICKEL TÖTEN?

Liebe Marion!

In Panik rufe ich Dir zu: Ich habe einen stündlich aufblühenden Pickel auf meiner Oberlippe! Nicht ganz mittig, von Dir aus gesehen rechts.

Ich bin 44! Wieso krieg ich einen Pickel auf meiner Oberlippe?! Was ist da los?!

Und gerade dieser Standort ist doch saugefährlich!

Man darf doch zum Beispiel Oberlippenpickel AUF! GAR! KEINEN! FALL! ausdrücken, oder? Hab ich immer so gehört. Weil dann gemeingefährliche Bakterien in das Gehirn eindringen können. Da muss es irgendwie eine Direktleitung geben zwischen Oberlippe und Gehirn.

Höchstwahrscheinlich sind die Leute, die immer ungeheuren Stuss reden, auch die, die in der Pubertät immer ihre Pickel ausgepult haben und deren Gehirn schon von Bakterien zersetzt ist, sodass es keine intelligenten Impulse mehr an die Lippe zur Wortbildung abgeben kann.

Oh mein Gott.

MARION! Wie kann ich diesen Prozess aufhalten???

Sag mir, was ich in stundenlanger Prozedur mir Stinkendes anrühren muss, zum Auftragen auf den Pickel, nenn mir den Arzt in unserem Land, der als Einziger solche Fälle operiert, komm nach Köln, und schau Dir den Schaden an!

Liebe Cordula,

liebend gerne würde ich mir die Besiedelung des Propionibacterium acnes auf Deiner Oberlippe angucken. Wirklich: liebend gerne. Kann leider nicht. Weil ich hier auf Mallorca mal wieder Sturmschäden reparieren muss.

Aber nun zu Deinem Pickel, und warum Du ihn im zarten Alter von 44 noch kriegst – es freut mich übrigens sehr, dass Du nicht denkst, das sei Ebola: Tritt ein Pickel im fortgeschrittenen Erwachsenenalter auf (medizinisch Acne tarda genannt), könnte das an einer Stoffwechselerkrankung liegen. Ich denke, bei einem einsamen Pickel auf der Oberlippe ist das nicht der Fall. Ich gehe auch nicht davon aus, dass Du neuerdings Ambitionen hegst, Miss Universum zu werden, und Anabolika schluckst, damit Deine Muskeln schneller wachsen. Verändern sich die Hormone im Körper, beim Doping, in der Pubertät, während des Zyklus, in der Schwangerschaft, dann sprießen Pickel. Wenn nämlich die männlichen Hormone (haben auch Frauen) zunehmen, produzieren die Talgdrüsen mehr Fett. Das staut sich im Ausgang. Man sieht ein weißes Knötchen. Oft mit einem schwarzen Punkt. Ein gefundenes Fressen für Bakterien, die sich von Hautfett ernähren. Das Knötchen entzündet sich, es wächst ein Pickel heran. Bist Du schwanger? Also ich vermute eher: Du hast mal wieder Stress.

Forscher aus San Francisco haben gerade herausgefunden: Stress macht Pickel. Ganz einfach, weil durch psychische Belastung die antimikrobielle Antibiotikaschicht der Haut abnimmt. Stresshormone blockieren nämlich den Transport der Antibiotika, die der Körper selbst produziert. So können sich da auf Deiner Oberlippe das Propionibacterium acnes und der Streptococcus pyogenes, ein Eitererreger, wunderbar vermehren. Die kalifornischen Forscher haben das an Mäusen festgestellt, die sie vier Tage lang nicht schlafen ließen, mit Lärm quälten und mit vielen Artgenossen in einen winzigen Käfig sperrten.

Du musst wirklich schlimmen Stress haben, wenn bei Dir da so ein gigantisches Exemplar auf der Oberlippe auftaucht. Nun könntest Du warten, bis die Forscher ein Mittel haben, das die Stresshormone blockiert, nach dem sie selbstverständlich suchen, mit den Steuergeldern der Amerikaner. Du könntest aber auch eine einfache Atemübung machen. Immer wenn Du das Gefühl hast, ein Pickel könnte wachsen: vier Sekunden ausatmen, vier Sekunden einatmen, vier Sekunden die

Luft anhalten. Das Ganze noch mal von vorn, viermal! Das blockiert die Stresshormone. Dein Körper kann das körpereigene Antibiotikum wieder zur Haut, zum Pickel transportieren. Das raubt dem Streptococcus pyogenes seine Daseinsberechtigung. Den Pickel einfach wegatmen – lustig, gell?

Die von Dir zitierten Gehirnlosen haben leider recht: Wenn Du da selbst Hand anlegst, machst Du das alles nur noch schlimmer. Drückst den Talg in noch tiefere Hautschichten, verteilst Bakterien – schickst sie mitunter bis ins Hirn. Du hast noch mal recht: Vor allem die Pickel an der Oberlippe bitte nicht anfassen. Wenn die sich entzünden, können Keime über kleine Gefäße zu den Hirnnerven wandern und dort eine Hirnvenen-Thrombose auslösen. Und die kann sogar tödlich enden.

Du willst Dir was anrühren? Finde ich wirklich besser! Also, ich empfehle Dir ein Rezept meiner Großmutter: Heilerde. Kriegst Du in jeder Apotheke (und da bist Du ja eh dauernd). Sie wirkt entzündungshemmend und beruhigt die Haut. Einfach vier Esslöffel Heilerde mit lauwarmem Wasser zu einem zähen Brei verrühren. Gleichmäßig auf den Pickel auftragen (hihi, ein Witz!), also: über das Gesicht verteilen. 15 Minuten antrocknen lassen. Mit warmem Wasser abspülen und das Gesicht danach eincremen.

Liebe Marion!

Was echt super ist an der Heilerde: dass man sie gar nicht mehr auf der Haut spürt, wenn man sie schön dünn aufgetragen hat. Was nicht so super ist an der Heilerde: dass man sie gar nicht mehr auf der Haut spürt, wenn man sie schön dünn aufgetragen hat.

Als ich eben beim Drogeriemarkt den neuen Kajalstift bezahlen wollte, fragte mich die Kassiererin, ihres Wissens gäbe es bei ihnen gar keine Tester, und dass ich das Paket Heilerde dann auch kaufen müsse, aus dem ich mich bedient hätte. Ich habe dann mit Todesverachtung den Kajalstift bezahlt und mich vor dem Geschäft direkt dem ersten Taxi in den Weg geworfen, damit ich nicht unter denselben Blicken wie im Laden den Weg zu Fuß nach Hause antreten musste. Jetzt wusste ich ja, dass es nicht die freundlichen Rheinländer waren, die einem so gern mitten ins Gesicht grinsen, nee, ich sah einfach unfassbar behämmert aus. Schon toll, dass die sich nicht alle auf die Schenkel geschlagen haben.

Was Pickel angeht, ist Heilerde echt ein super Tipp.
Deine Cordula

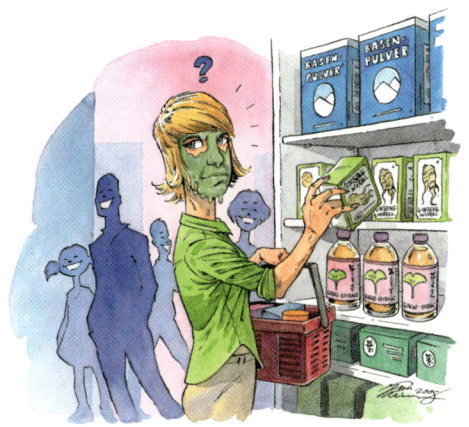

KLEINER PICKEL-SURVIVAL-GUIDE

Pickel sollte man in Ruhe lassen. Besser überlässt man die Hautunreinheiten einer Kosmetikerin oder dem Arzt, den man unbedingt bei schwerer Akne konsultieren sollte. Wer's nicht lassen kann, wartet zumindest, bis sich ein gelbes Köpfchen bildet. Dann desinfizieren, Ränder auseinanderziehen, sodass das Köpfchen platzt. Mit einem Taschentuch austretende Flüssigkeit aufsaugen. Nicht drücken! Das Sekret tritt jetzt von selbst aus. Noch mal desinfizieren.

Mitesser, die verstopfte Pore, den Vorläufer des Pickels, entfernt man mit speziellen Strips aus der Drogerie oder Apotheke.

Kann man MÜTZEN FÜHLEN, DIE man nicht AUFHAT?

Marion!

Meine Kopfhaut ist verrückt geworden!

Ständig meldet sie mir, dass ich meine Kappe noch auf dem Kopf sitzen hab, aber DA IST NICHTS!!!

Und jetzt fängt sie das Ganze auch noch mit der Sonnenbrille an!

Ich werd noch bescheuert!

Manchmal nehme ich meine Sonnenbrille gar nicht mit aus dem Haus, weil ich sie ja noch oben auf dem Kopf sitzen hab, dann will ich sie mir draußen in der Sonne runter auf die Nase schieben, aber da sitzt gar nichts! Keine Kappe, keine Brille, nichts und niemand sitzt da auf meinem Kopf!

Wie viele Tage ich mich jetzt schon blinzelnd durch die Gegend, taste, weil meine Augen wegen Fehlinformation meiner Kopfhaut schutzlos der Sonne ausgeliefert sind, ich kann sie gar nicht mehr zählen. Und immer wieder fall ich auf diese Kopfhaut rein!

Und nun?

Wann melden mir nachts meine Füße, dass ich die Schuhe noch anhabe?

Werde ich bald nach Phantom-Speiseresten in meinen Zähnen suchen?

Was ist da los???

Liebe Cordula,

bei mir ist das grad andersrum. Ich schieb meine Brille auf den Kopf – und ein paar Minuten später such ich sie. Letztens sogar im Kühlschrank. Da hab ich nämlich kürzlich auch den Autoschlüssel gefunden. Aber da fiel mir wenigstens noch ein, wie das passiert ist. Ich wollte die Möhren für die Pferde rausholen, dann hat das Telefon geklingelt und ich hab wohl beides zurückgelegt ... Zu den Pferden bin ich dann nicht gefahren, weil ich nach dem Autoschlüssel gesucht habe. Weißt Du, wer ihn dann gefunden hat? Wolf. Und weißt Du, was er gesagt hat? »Mäuslein, hast du heute mal wieder deinen Autoschlüssel gesucht?« »Nein, wie kommst du da drauf?« »Er liegt im Kühlschrank. Muss ich mir jetzt Sorgen machen?« Autoschlüssel. Kühlschrank. Alzheimer ... raste mir durch den Kopf. Und für einen kurzen Augenblick sah ich wirklich, wie sich da die amyloiden Plaques, die Alzheimerboten in meinem Gehirn, zusammenrotten. Aber dann fiel mir ein, wie es passiert ist. Und schon war ich wieder geheilt.

Also zu Deiner Kopfhaut und den drohenden Phantomspeiseresten. Ich muss ein wenig ausholen: Unser Gehirn ist wirklich ein sensationelles Organ. Das merkt sich Dinge, die dann nicht mehr da sind. Zum Beispiel Schmerzen. Eine herausgefallene Bandscheibe. Die tut noch weh, obwohl sie schon längst wieder an ihrem Ort sitzt und gar nicht mehr auf den Nerv drückt. Das nennen die Experten Schmerzgedächtnis. Schmerz ist ein wichtiges Warnsignal. Und darum räumt ihm das Gehirn einen besonderen Platz ein. Wenn wir Schmerzen haben und nichts dagegen tun, dann trampeln sie sich einen Pfad im Gehirn. Ein Schmerzgedächtnis-Pfad. Deswegen haben wir auch Phantomschmerzen. Der Arm ist ab – und trotzdem tut uns der Finger weh. Schmerz entsteht also im Gehirn selbst. Und, wie gesagt, weil das Gehirn Schmerz sehr, sehr ernst nimmt, bleibt er manchmal bestehen, obwohl die Ursache weg ist.

Vielleicht ist es bei Dir ja so, dass Dein Gehirn Kappen und Sonnenbrillen sehr wichtig nimmt. Sie schützen Dich ja vor Krankheiten wie Schnupfen und Bindehautentzündung. Deswegen bahnen die sich einen

Kappen- bzw. Sonnenbrillen-Pfad im Gehirn. Und obwohl sie weg sind, nicht auf der Kopfhaut liegen, sagt Dein Gehirn: Die sind noch da. Freilich könnte Dir das mit Schuhen auch passieren. Und mit Speiseresten.

Also bei Schmerzen macht man Folgendes: Man lässt nicht zu, dass sie sich einen Pfad ins Gehirn graben. Das funktioniert, indem man sie unterbricht.

Eine Schmerztablette nimmt. Sind die Schmerzen allerdings schon chronisch, das heißt, ist die Ursache weg, die Bandscheibe am Platz, dann versucht man mit Verhaltenstherapie den Schmerzpfad zu überschreiben. Man führt beispielsweise eine Bewegung aus, die vermeintlich Schmerzen im Rücken verursacht, so weit, dass es gerade noch erträglich ist, und belohnt sich dann. So kriegt das Gehirn die positive Botschaft: Bewegung tut mir gut. Und so arbeitet man sich Stück für Stück voran, also vom ersten Schritt ohne Krücken bis zum Tangotanzen, und überschreibt so die falsche Spur da oben im Gehirn.

Aber wie macht man das jetzt mit einer Kappe, die nicht vorhanden ist? Mit einer Tarnkappe?

Also probier doch mal Folgendes: Trage Deine Kappe und am besten gleich noch die Sonnenbrille 24 Stunden am Stück. Und dann, wenn Du Sie abnimmst, belohnst Du Dich. Mit einer Praline. Und langsam, also jeden Tag reduzierst Du die Stunden um eine – und belohnst Dich dann immer mit einer Praline. Bis Du bei 24 Pralinen am Tag bist. Also ich könnte mir vorstellen, dass das funktioniert.

Was meinst Du?

Liebe Marion,

so. Hab ich alles gemacht.

Jetzt bin ich so lichtempfindlich, dass ich kurz vorm Ausflippen bin.

Außerdem haben sich die Brillenbügel rechts und links über meinen Ohren fast durch bis zum Kleinhirn in die Haut gepresst. Hab also schlecht geschlafen. Das kann ich auf dem Rücken nämlich nicht.

Und Kappe auf'm Kopf. Weißt Du, wie heiß das wird?! Im Bett?! Unter mir die Matratze, über mir die Bettdecke?!

Und von den Pralinen ist mir schlecht. Die schmecken ja nicht mehr, wenn man sie länger liegen lässt.

So. Hast Du noch ein paar Tipps für mich?
Es bedankt sich
Cordula

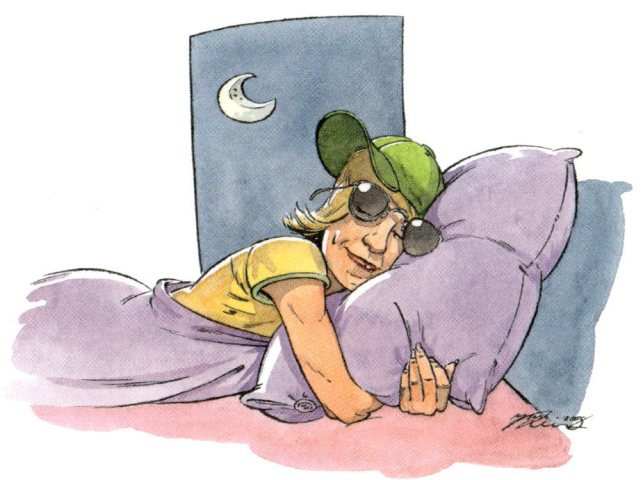

Kann ich mir BEIM FRISEUR KOPFLÄUSE HOLEN?

Liebe Cordula,

kleiner Nachtrag zu Deinem Kopfhautproblem: Ich hab heute in der Zeitung gelesen, dass Kopfläuse auf dem Vormarsch sind. Und da ist mir natürlich gleich Deine Kopfhaut eingefallen.

Die gemeine Kopflaus (Pediculus humanus capitis) sitzt uns zwar schon seit 25 000 Jahren auf dem Kopf und saugt uns aus, aber sie erlebt gerade einen regelrechten Boom. Vor allem nach den Sommerferien. Die kleinen 3-Millimeter-Sauger mit sechs Klammerbeinchen bringen die Kinder aus dem Urlaub mit. Und dann hüpfen sie über, wenn die den typischen Unsinn aushecken die Köpfe zusammenstecken. Hat rein gar nichts mit Hygiene zu tun. Die kann sich jeder einfach so einfangen. Auch wenn er einen Sauberkeitsspleen hat. Warst Du nicht gerade beim Friseur? Bitte bekomm jetzt keine Panik-Attacke – ich möchte nicht, dass Du jetzt schon vor den Schöpfer trittst. Wenn auch frisch onduliert.

Gegen den Kopflausboom haben US-Forscher aus Utah einen sogenannten Lousebuster entwickelt. So was wie einen Föhn, der mit 60 Grad die Laus samt ihren Nissen abtöten soll. Wenn er wirkt, ohne die Kopfhaut zu verbrennen, was unsere Experten hier bezweifeln, dann wäre das schon eine gute Idee, weil viele Läuse mittlerweile resistent sind gegen die diversen Mittelchen mit so gut klingenden chemischen Helferlein wie Permethrin, Pyrethrum, Lindan … die es in der Apotheke gibt.

Ich mein ja nur, vielleicht solltest Du Deinen Mann mal auf Deinen Kopf gucken lassen, besonders an Schläfe, Ohr und Nacken, ob da so kleine weiße Nissen in Deinen Haaren hängen. Die sieht man schlecht, weil Du blond bist. Aber in der Apotheke gibt es ein Spray, das die Nissen sichtbar macht. Wichtig ist, dass Du die Nissen, die direkt am Haaransatz sind, mit einem Nissenkamm entfernst. Die weiter weg hängen, so einen Zentimter, die haben keine Eier mehr drin. Sind folglich völlig harmlos. Die Larven schlüpfen nämlich so am siebten Tag – und neun Tage später entpuppt sich dann die Laus. Beißt gierig in den Kopf, spuckt ihre Enzyme rein – und das juckt ganz schön. Die Kopflaus braucht alle drei Stunden Blut, sonst trocknet sie aus. Es dauert etwa 55 Stunden, dann ist sie hin. So lang kann man sich einfach nicht unter einen Föhn setzen.

Wie wird man sie los? Wie immer zuerst die gute Nachricht: Heutzutage, ohne dass Du Deine Haare verlierst. Mit einem der Insektenvernichtungsmittel aus der Apotheke. Lass Dich ruhig beraten. Nimm eines, das so neu ist, dass die Läuse noch keine Resistenzen entwickelt haben. Es gibt auch natürliche auf Pflanzenbasis aus Kokos oder Neem. Also das Insektenvernichtungsmittel gibst Du auf den Kopf, und zwar am Tag eins und Tag neun oder zehn – für die Nachkömmlinge.

Dann brauchst Du noch einen Nissenkamm, mit dem Du die nassen Haare auskämmst, am Tag eins, fünf, neun und dreizehn. Und viel Geduld. Du musst Deine Kappe und alle anderen Klamotten, Handtücher und Bettwäsche bei 60 Grad waschen. Dazu auch Kämme, Helme, Bürsten, Klammern reinigen.

Alle Kuscheltiere und was man sonst nicht waschen kann müssen ins Gefrierfach. Zwei Tage lang.

Liebe Marion,

ich bin mir ziemlich sicher, dass ich mit Kopfläusen kein Problem habe. Einfach auch aus dem Grund, dass mir das alles viel zu aufwendig ist, was man dann machen muss. Meine Zeit wächst auch nicht auf Bäumen. Trotzdem danke.

Gibt es EIN MITTEL FÜR ALLE HYPOCHONDER?

Liebe Cordula,

ich stieß heute endlich auf die Lösung all Deiner Probleme. Sie heißt: Blutegel. Die hat man im 17. Jahrhundert gegen Hypochondrie eingesetzt, vielmehr angesetzt. Das fände ich die passende Therapie für Dich. Die enthalten nämlich eine sagenhafte Mini-Apotheke: Hyrodin, Calin, Hyaloronidase, Apyrase ... Die Egel wirken antibakteriell, entzündungshemmend, blutverdünnend, gefäßerweiternd. Tun also all das, was Du dringend brauchst. Geh in die Apotheke, hol Dir ein Dutzend. Die kleinen 15 Zentimeter langen Würmchen setzt Du nur dort an, wo Du meinst, etwas heilen zu müssen. Wie beispielsweise Gesäßentzündung, Oberlippenpickel, Arthrose, Furunkel, Karbunkel, Krampfadern, Thrombosen. Und bestimmt helfen die auch gegen Bauchweh, Joghurt-Unverträglichkeit, Fußpilz ... Sie beißen sich mit ihren vier Zähnchen fest, spucken Dir ganz natürliche Medizin in die Adern. Dann einfach warten, bis sie satt sind, jeder so zwölf Milliliter von Deinem herrlichen Blut im Bauch hat. Die fallen dann dick und träge ganz von selbst ab. Wenn nicht, erzähl einfach einen Deiner Witze. Aber bitte die Egel nur einmal verwenden, dann im Gartenteich aussetzen.

Nein, die können Dich mit gar nichts anstecken. Sie werden in Quarantänebecken gezüchtet.
Liebe Grüße
Marion

Gibt es ein Mittel für alle Hypochonder? 139

Geieieil, Marion!

Ich besorg mir sowas! Die Tanten in meiner Apotheke meinen eh schon, ich hab sie nicht alle. Da bestell ich Blutegel! Da kippen die in ihre Auslagen. Wenn ich in der Tür erscheine, wissen die direkt: Jetzt heißt's Personal aufstocken, Überstunden! Das, was ich mir da homöopathisch und an Mineralstoffen immer besorge, müssen die mir eh schon immer mit Schweißperlen auf der Lippe bestellen. Wo die jetzt Blutegel herkriegen sollen, da bin ich mal gespannt …
Liebe Grüße!
Cordula

Liebe Cordula,

wollt nur mal wissen, ob Du mittlerweile die Blutegel hast.
In Eile
Marion

Liebe Marion,

Derzeit suchen sechs Apotheker noch nach den homöopathischen Lebertropfen, die ein russischer Arzt bislang nur für Karpfen entwickelt hat. Ich kann da im Moment unmöglich wegen Blutegeln fragen.

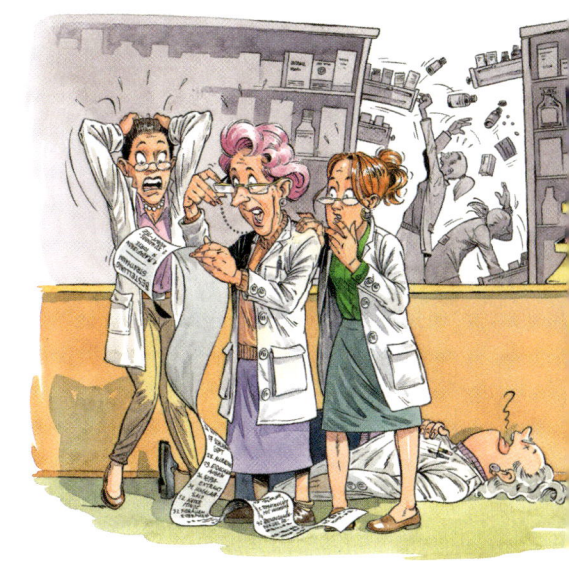

Seufzen
PARASITEN?

Liebe Marion!

Keine Ahnung, was mit mir los ist.

Eigentlich geht es mir im Moment ganz gut. Naja, ok. Also, ich komme klar, sagen wir es so. Ich muss mir natürlich ständig Gedanken machen, wie ich es schaffe, nicht noch kränker zu werden, aber es geht. Mein Stuhl ist derzeit fest und von vertrauenerweckendem korrektem Stuhl-Braun. Also, an dieser Stelle momentan kein Anlass zur Sorge.

Auch der Haarausfall ist eingegrenzt, ich fasse mir kaum noch an den Kopf und bewege ihn auch fast nicht mehr, sodass alle Haare da bleiben, wo sie sind.

Meine Schweißbildung bewegt sich, so wie ich das einschätze, im gesunden (was ist schon wirklich gesund?) Rahmen, wenn es warm ist, ist mir auch warm, wenn's kalt ist, friere ich. Das finde ich eigentlich angemessen.

Du merkst, ich bin wirklich guter Dinge.

Und jetzt hat sich bei mir so ein unwillkürliches Seufzen eingeschlichen!

Ständig mache ich »Hach!« und atme schwer dabei.

Was ist das denn?

Ich sitze da, plötzlich macht's »Hach!«, und ich überlege, was denn sein könnte.

Derzeit sitze ich häufig neben meinem Mann auf dem Sofa, und er sagt:

»Du seufzst.«

»Ich seufze nicht.«

»Ich hab's doch grad gehört, du seufzst.«

»Ich seufze nicht. Es geht mir gut.«

»Irgendwas muss doch sein, du seufzst – da! Schon wieder.«

»Ja, weil du mir auf die Nerven gehst mit meiner Seufzerei! Ich hab nichts!«

»Du hast Seufzerei!«

»Was soll das denn sein, Seufzerei?! Ich kenn mich ja wohl ganz gut aus im allgemeinen Krankheitsfundus und Seufzerei, das gibt es überhaupt nicht.«

Und in dem Moment, Marion, macht's wieder »Hach!«

Ist das nicht wirklich beschissen? Da habe ich gerade mal eine ganz stabile Phase, meine ich, und dann seufzt es aus mir.

Wer seufzt da? Bin ich das?! Es gibt ja auch diesen schrecklichen Parasitenbefall, von dem ich bisher verschont blieb. Seufzen Parasiten?

Liebe Cordula,

sag mal, könntest Du Deinen Mann bitten, das mal zu fotografieren, wenn Du seufzst? Ich würde mir da gerne einen Bildschirmschoner draus machen. In dieser Woche hab ich mehr Zeit mit der Beantwortung Deiner Was-hab-ich-denn-jetzt-wieder-Tödliches-Fragen verbracht als mit meinem Job. Da möchte ich wenigstens jedes Mal, wenn ich eine Pause einlegen kann und der Cordula-Schoner hochkommt, lachen.

Seufzen Parasiten? Ja. Kauf Dir den Pschyrembel. Den musst Du unbedingt in Deine Hausbibliothek aufnehmen. Dort findest Du unter »S« den Streptococcus aureus. Der schnappt ständig nach Luft. Und das hört sich dann an wie Seufzen. Der Pschyrembel ist übrigens das Handbuch für Hypochonder. Harald Schmidt hat auch einen. Und der Berliner Chansonnier Pigor hat der dicken Mediziner-Bibel ein Lied gewidmet: »Ist das Rippenfellentzündung oder Lungenfäule, oder kommt alles bloß von der Wirbelsäule? Bevor man weiter wild rumspekuliert, ist es besser, dass man den Pschyrembel konsultiert.«

Das medizinische Wörterbuch gibt es übrigens schon seit 113 Jahren. Mit vielen netten Bildchen drin. In Pigors Worten: »Man blättert durch Seiten voller Fotos mit bösen Tumoren, gefährlichen Sporen und entzündeten Ohren.« Ein Bestseller. Geht in die 262. Auflage. Unter den

20 000 Stichwörtern findest bestimmt auch Du noch das eine oder andere brauchbare Wehwehchen.

Vielleicht leidest Du ja auch unter Steinlausbefall. Steht auch unter »S« im Pschyrembel. Die Steinlaus (Petrophaga) gehört zur Familie der Fabelnager (Rodentia inexista). Ja, das könntest Du haben. Da bin ich mir ziemlich sicher. Die Steinlaus befällt am liebsten komische Menschen. Loriot litt schon dran. Und soviel ich weiß, kann sie auch Seufzen auslösen.

Was tun? Erheb Dich von der Couch. Geh an die frische Luft, ne Runde walken oder joggen. Dann tankst Du Licht, und das sorgt gemeinsam mit Bewegung dafür, dass Du mehr Serotonin bildest. Das Anti-Seufzer-Hormon sozusagen.

Sehr geehrte Frau Grillparzer!

Erstens hat mein Mann bereits den Bildschirmschoner »Cordula seufzt« in seinem Büro im Einsatz sowie auch zwei Exemplare an meine Brüder geschickt. Tolle Idee. Ihr habt ja wirklich alle einen köstlichen Humor. Wenn Du Dich jetzt fragst: Warum siezt sie mich? Warum ist sie so gespreizt? Ist sie beleidigt? Ich will Dich nicht lange rätseln lassen.

Ja, ich bin beleidigt.

Meine sehr verehrte Frau Grillparzer, ich möchte Sie daran erinnern, dass es auch für Sie als Gesundheitstante von hohem Erkenntniszuwachs ist, wenn ich Sie Anteil nehmen lasse an den Fragen, die sich mir im aufmerksamen Umgang mit mir und meinem Organismus ganz selbstverständlich beinahe täglich stellen.

Von Äpfeln und Birnen hatten Sie doch, bevor ich Sie zu genauerer Betrachtung quasi gezwungen habe, keinen blassen Schimmer!!! Frau Grillparzer! Pschyrembel? Ha! Pschyrembel! Den hab ich in doppelter Ausführung im Schrank stehen. (Falls einer mal durch Pilzbefall oder Feuchtigkeit zerstört wird. Ich bewahre sie an getrennten Orten auf. Hierzu möchte ich nicht *eine* Bemerkung im nächsten Schreiben von Ihnen lesen!)

Was erlaubt Ihnen, Frau Grillparzer, diese Respektlosigkeit, Frau Grillparzer?

Moment – ich muss grade mal – ich glaub, das ist Schnappatmung ... puuuh, aaah, das ist aber, Mann oh Mann! Pffffff.

Nein, nein, nein, ich habe dazu keine Frage an Sie, Frau Grillparzer, das regel ich schon mit mir selbst.

Dankeschön.

PS: Ist Ihnen eigentlich schon mal aufgefallen, dass Sie grunzen? Ja, Sie grunzen! Ich wollte das nie groß ansprechen, weil ich nicht wusste, ob das vielleicht ein wunder Punkt bei Ihnen ist. Als wir uns kennenlernten, da dachte ich direkt, hui, die grunzt aber! Nicht doll, aber so unterschwellig, so: gruuunz. Ganz leise, aber deutlich hörbar. So nach jedem dritten, vierten Satz.

Naja, ich will da jetzt nicht weiter drauf rumreiten. Ich weiß, wie verwundbar man ist, wenn etwas mit einem nicht stimmt. Vielleicht recherchieren Sie mal in die Richtung? Also, nicht für mich, ich denke da an Sie. Sie grunzen ja.

16 Uhr: Sehr geehrte Frau Stratmann,

hiermit stelle ich meine Tätigkeit als – wie sagen Sie so freundlich – »Gesundheitstante« ein. Dass ich grunze, ist mir neu. Ich würde es allerdings als ziemlich normal einstufen. Wir sind nämlich genetisch höchst verwandt mit der Gattung Sus. Hausschweine spenden Menschen wie Arnold Schwarzenegger Herzklappen.

Ich wünsche Ihnen alles Gute auf Ihrem weiteren Lebensweg.
Marion Grillparzer

16.10 Uhr: Klopf, klopf ...

Liebe Cordula, ich hab jetzt noch mal Deine Mail gelesen und meine Mail davor. Ich weiß jetzt, warum wir uns in den Haaren liegen. Ich: Prämenstruelles Syndrom. Du: Mit Sicherheit auch Prämenstruelles Syndrom. Und treffen zwei solche aufeinander, dann kracht es schon mal. Also, Dein Seufzen ist sicherlich ein Zeichen Deines Prämenstruellen Syndroms. Da sind einfach die Hormone auf Seufzen programmiert.

Das vergeht wieder, sobald Du Deine Tage hast. Und da kannst Du gar nichts dafür – und ich schreib dann so Bildschirmschonergeschichten. Sorry. Verzeih mir. Verzeih auch gleich Deinem Mann.

Übrigens gibt's Studien: Wer um Vergebung bitten kann, der lebt länger – hat weniger Probleme mit dem Herzen und wird auch nicht dick. Tatsächlich! Wer vergibt, setzt nicht an! Italienische Studie.

Also mein PMS dauert noch ein bisschen an – und Deins? Nur damit wir wissen, wann wir etwas vorsichtiger miteinander umgehen müssen. Vielleicht schickst Du mir mal Deine Fieberkurve.

Alles wird gut!
Marion
PS: Sag mal, grunze ich wirklich?

Tschuldigung, Marion!

Vorschlag von mir: Du grunzt nicht. Ich seufze nicht.
Fieberkurve anbei.
Deine vertragene Cordula

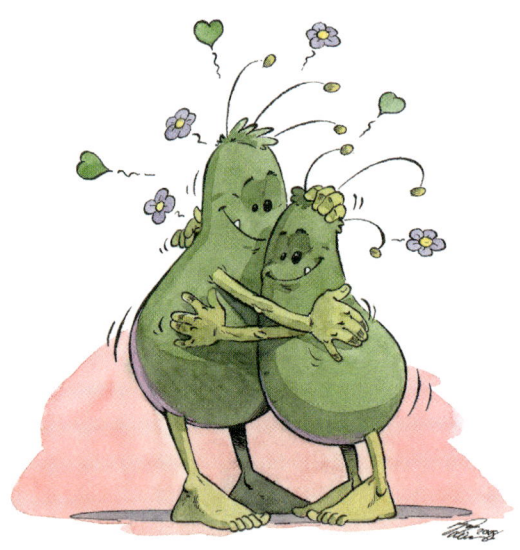

Wie komme ich an chinesischem Kräutertee vorbei?

Liebe Marion!

Erstreckt sich Dein detailliertes Wissen rund um die Gesundheit eigentlich auch auf die Traditionelle Chinesische Medizin? (Und warum steckt in detailliert eigentlich eine Taille? Wo soll denn da die schmalste Stelle sein …? Und wo geht das Wissen dann wieder in der Beckengegend in die Breite? Wo befindet sich beim Wissen denn das Becken?)

Ich war nämlich mal bei einem Chinesen-Mediziner, der sich ausgiebig meine Zunge anguckte und irgendwas mit dem Puls hat er auch noch gemacht, ich hab's vergessen. Und als ich ihm dann noch gestand, dass ich häufig vergesslich bin, verstieg er sich zu der Äußerung, ich sei zu feucht. Hatte ich bis dahin immer nur in ganz anderem Zusammenhang kennengelernt. Aber bitte, der Chinese kommt völlig ohne Anzüglichkeiten zu dem Schluss, dass manche Menschen zu feucht oder zu trocken sind. Gut, hab ich gedacht. Dann wird der mich jetzt wohl in der nun folgenden Therapie trockenlegen. Der gute Mann hat mir dann einen Tee verschrieben. Ist der verrückt?! Einen Tee?! Was zum Trinken?! Wo er doch gerade in den Raum gestellt hatte, dass man quasi durch bloßes Auswringen mit mir einen ganzen Pott Tee füllen könnte, so feucht wie ich – mit chinesischem Auge betrachtet – bin.

Den Tee musste ich mir dann aus 600 Kräutern in acht verschiedenen Kochgängen und ebenso vielen Töpfen zusammenbrodeln, weshalb mein Mann aus olfaktorischen Gründen für mehrere Tage ins Hotel zog. Es ist leichter, die Geruchsbildung bei der Reibekuchen-Herstellung zu ignorieren als den mörderischen Gestank dieser Kräuter in der Nachbarschaft zu erklären. Schmecken tut's, wie's riecht.

Ich musste die Aktion dann abbrechen, weil wir fanden, dass dauerhafte Hotelkosten plus laufender Lebensunterhalt zum Therapieerfolg in keinem Verhältnis standen. Und mein Mann wollte halt auch einfach wieder nach Hause. Schließlich wollten wir ja mal zusammenleben.

Also gut, Marion, wenn Du mir jetzt sagst, Cordula, das hat der Mann alles vollkommen richtig gemacht, die Chinesen haben halt unheimlich viel Tee und der muss weg, dann würde ich auch noch mal überlegen, ob ich mir diese exotische Mischung noch mal beschaffe und mir von einer Freundin, die mir für die Zukunft nicht ganz so wichtig ist, zubereiten lasse. Wenn Du mir schlüssig darstellen kannst, dass ein Tee es schafft, mich zu entnässen – ich würd's noch mal versuchen.

Ich bin sehr gespannt auf Deine Antwort, bei mir meldet sich nämlich auch schon wieder so ein leichter Heuschnupfen mit Triefnase. Wie gesagt, ich bin halt durch und durch zu feucht.

Liebe Cordula,

eine Milliarde Menschen können nicht irren. So viele glauben an die TCM. Eine durchaus kluge Medizin. Sie hat sich über Jahrtausende bewährt. Während unsere Schulmedizin jeden Tag was Neues herausfindet und am Patienten ausprobiert – frei nach dem Motto: Was interessiert mich meine Meinung von früher. Beispiel: Gestern noch hat sie Vitamine verschrieben, die heute laut ihrer Studien das Leben verkürzen. Und kürzlich stand sogar in der Zeitung, Wasser trinken sei doch nicht so gesund.

Die Traditionelle Chinesische Medizin hält sich an das, was sie seit 4000 Jahren erprobt, bewiesen, für gut befunden hat. Und dazu zählen nun mal Kräuter und lange Nadeln. Beides mitunter nicht immer angenehm, aber unglaublich hilfreich. Noch was: Ein TC-Mediziner erhält die Gesundheit. Ein Schulmediziner behandelt die Krankheit. Und was ist Dir davon eigentlich lieber?

Wo Du natürlich recht hast: Besonders gut schmecken manche Kräuter nicht. Aber Acetylsalicylsäure schmeckt ja auch nicht, und die nehmen wir dauernd, wenn uns was weh tut, wir unser Herz schützen wollen ... Da ist Kräutertee doch sicherlich eine geschmacklich zu diskutierende Alternative. Ehrlich gesagt, mir schmeckt auch grüner Tee nicht und erst recht nicht dieser Weihnachtsplätzchenlaune vorgaukelnde Yogi-Tee ...

Ich weiß leider nicht genau, was die Diagnose »feucht« bedeutet. Obwohl es an und für sich doch schon viel sagt. Wahrscheinlich, dass Du zu viel Wasser im Körper hast. Und das muss raus. Ich würde Dir auch eine Trinkkur verordnen. Und Spargel und Erdbeeren verschreiben. Nur: Warum heißt »zu viel Wasser« Vergesslichkeit? Sicher ist sicher, drum würde ich gerne meinen Joker nutzen und jemanden anrufen, ich rühr mich nachher noch mal.

Liebe Cordula,

also ich hab jetzt mal Dr. Yueping Yang gefragt. Eine TC-Medizinerin aus Basel. Geh doch mal schnell ins Bad und schau in den Spiegel, ob Du einen dicken, schmierigen Belag auf der Zunge hast, man vielleicht sogar den Abdruck Deiner Zähne darauf sieht. Wenn Du zudem noch nen tiefen langsamen Puls hast – dann hab ich die Diagnose! Dr. Yang sagte mir: »Ich glaube, mein TCM-Kollege meint, dass Ihre Freundin endogene Feuchtigkeit durch Mangel an Milz-Qi hat. Dieser Krankheitszustand kann zu Verdauungsstörungen, Vergesslichkeit und Müdigkeit führen.«

Also endogene Feuchtigkeit, heißt: innere Feuchtigkeit. Ein Mangel an Milz-Qi führt zur Retention (zum Zurückhalten) von Flüssigkeit, und das stört den Wasserhaushalt. Und Qi ist ganz einfach: Energie. Sehr spannend finde ich: Die Milz ist traditionell auch bei uns das Hypochonderorgan. Wer in der Zeit der Aufklärung etwas auf sich hielt, ließ sich gern eine »Miltz-Blehung« oder auch die »Krankheit der Gelehrten« bescheinigen. Regelrecht inflationär verteilten damals die Ärzte das Prädikat »Hypochonder«. Da war ein Hypochonder noch wer ...

Nun ist ein Organ in der TCM was anderes als bei uns. Nicht ein Teil, das isoliert in uns rumhängt, sondern eher ein System, das allumfassende Aufgaben für körperliches und seelisches Wohlbefinden hat. Und darum sollte es in einem energetisch ausgewogenen Zustand (Qi!) sein. Dr. Yang erklärt die Milz folgendermaßen: »Die Milz ist eines der fünf Zang-Organe. Ihre Funktion ist es, Nahrung zu verdauen, Nährstoffe in den ganzen Körper zu transportieren, das Blut in den Gefäßen am Fließen zu halten und beim Wasserhaushalt mitzuwirken. Sie hat auch eine enge Beziehung zu den Gliedern und Muskeln. Und: Die Milz hat eine Beziehung zur geistigen Aktivität.« Einem westlichen Mediziner würden sich bei so einer Milz-Definition die Fußnägel hochrollen. Aber die haben einfach keine (4000 Jahre alte) Ahnung.

Siehst Du – schon ist alles erklärt. Du bist vergesslich, weil Deine Milz zu wenig Qi hat. Und damit sind auch schon eine Reihe Deiner anderen Befindlichkeitsstörungen erklärt: Verdauungsprobleme, Müdigkeit … Also ich würde mir gerne mal ein paar Tage lang Cordula-Sorgen-frei machen, drum koch Dir schnell Deinen chinesischen Kräutertee (lies aber vorher den Survival-Guide). Ich weiß, dass Du technisch nicht unbedingt versiert bist, aber Du hast eine Dunstabzugshaube – und die kann man bestimmt auch auf mehr Zugluft einstellen. Ja, ich weiß … Häng Dir beim Kochen einfach das Zebra um, das Dir ja schon mal geholfen hat.

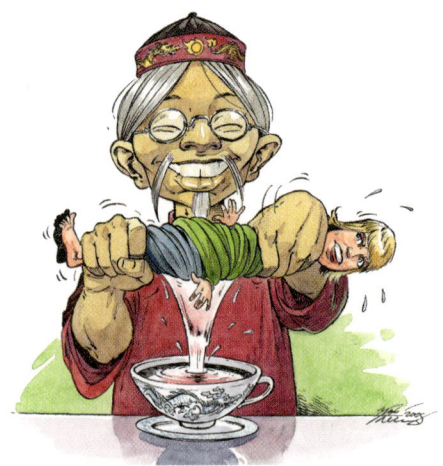

WIE BITTE?

Cordulasorgenfrei? Was bist Du nur für ein Mensch? Was, wenn ich gleich eine Niereninsuffizienz kriege und weiß, die Marion darfste jetzt nicht fragen, die macht cordulasorgenfrei. Oder viel schlimmer: Du kriegst morgen eine Niereninsuffizienz, ich hab Dich dazu aber noch gar nichts gefragt und Du hast voll keine Ahnung. Was machste da? Sei also froh, wenn ich Dir zügig eine Frage nach der anderen ins Haus schicke, bevor Du selbst erkrankst.
Schmallippige Grüße,
Cordula
PS: Ich tue das auch alles ein bisschen für Dich.

Ja. Cordula.

Genau. Für mich. Mich hat heute Morgen ein Zeck gebissen. Die Abstände, in denen ich nach einem roten Ring gucke, der mir erzählen könnte, dass dieser Zeck mich mit Borrelien vergiftet hat, werden von Minute zu Minute geringer. Früher hätte ich da alle 24 Stunden mal geguckt! Ich wärme plötzlich das Wasser, bevor ich trinke, mit den Händen an, höre nachts meinen Puls, traue keinem Toilettenpapier mehr ... Diese Liste könnte man unendlich weiterspinnen!

Berühmte Hypochonder

Woody Allen
Charlie Chaplin
Winston Churchill
Charles Darwin
Sigmund Freud
Franz Grillparzer

Friedrich der Große
Franz Kafka
Immanuel Kant
Thomas Mann
Harald Schmidt
Andy Warhol

KLEINER CHINAKRÄUTER-SURVIVAL-GUIDE

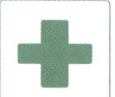 **Kräuter nur vom Fachmann!** Im Online-Kräutershop wird manchmal minderwertige, ja sogar gesundheitsschädliche Ware feilgeboten, die Pestizide, Insektizide, Schimmelpilzgifte, Schwermetalle oder nicht zulässige Arzneien wie Kortison enthält. TCM-Kräuter sollte man deshalb nur in Apotheken und Fachgeschäften kaufen, die eine Qualitätsprüfung der Kräuter garantieren. Dazu gehört beispielsweise die Arbeitsgemeinschaft deutscher TCM-Apotheken. Adressen und Infos findet man unter *www.tcm-apo.de*.

Nase zu – und durch. Wer nicht die Kraft hat, sich die Brühe köstlich zu denken, der schaltet die Nase beim Genuss kurzfristig aus. Ohne sie kommt der Gaumen damit schon klar.

Es müssen nicht unbedingt chinesische Kräuter sein. Eine Philisophie der TCM besagt, dass der Arzt Beschwerden entsprechend der örtlichen Verhältnisse behandeln kann. Uns Westlern liegen Salbei, Rosmarin, Koriander, Kamille & Co. oft näher, als Du Zhong und Qiang Huo. So erwärmt zum Beispiel ein Massageöl mit Nelkenöl Niere und Magen und beseitigt Feuchtigkeit. Und frischer Koriander im Badewasser wärmt und entspannt die Muskulatur.

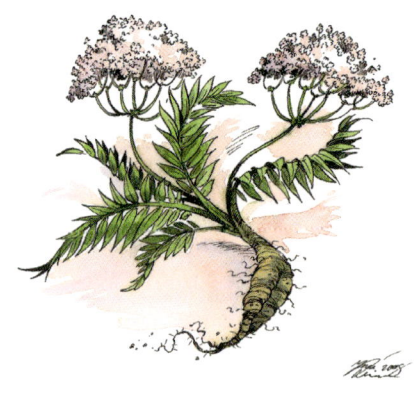

Helfen SCHEINWERFER GEGEN WINTERdepression?

Boah, Marion! Dieser Winter!

Es ist bis 14.00 Uhr nicht richtig hell geworden, und ab 15 Uhr wird's schon wieder dunkel!

Was das Wetter angeht, sind die da oben ja wirklich vollkommen konzeptlos! Da wird täglich irgendwas rumprobiert, mal regnet's, mal nieselt's, dann stürmt's, und das Ganze über Monate, beinahe ohne dass mal einer richtig Licht anmacht.

Das finde ich am allerschlimmsten – diesen Lichtmangel.

Das macht einen so müde, so missmutig, so ... so bääh.

Aber es ist wie mit so vielen Dingen im Land: Der Bürger muss selbst aktiv werden. Es nutzt ja nichts, lange nach den Verantwortlichen für diese Lichtunterversorgung zu suchen.

Ich wusste damals gleich, dass diese große Koalition eine ganze Legislaturperiode lang nahezu entscheidungsunfähig sein würde. Und eine Konsequenz ist: Wenn ich es hell haben will, muss ich mir selbst was überlegen.

Um mich herum gibt es durchaus auch Leute, die den Lichtmangel gar nicht groß anprangern. Aber wenn es wieder mal tagelang bis mittags grau geblieben ist und ab nachmittags dunkelgrau wird, das macht mich fertig.

Mittlerweile führe ich immer eine große Taschenlampe bei mir, mit der ich mich anstrahle, wenn ich im Dunkeln vom Parkplatz bis zum Haus gehe. Ich bin dazu übergegangen, die Momente, in denen ich mich nicht in der Nähe von freundlich strahlenden Lampen aufhalte, selbst auszuleuchten. Bei Wegen ab drei Minuten tritt der batteriebetriebene Scheinwerfer in Aktion, der wirklich ein schönes warmes Licht abgibt. Er hat nur den Nachteil, dass ich kaum etwas transportieren kann, wenn ich zu Fuß unterwegs bin, weil ich ja diesen Scheinwerfer halten muss. Der ist ganz schön schwer. Und die Ersatzbatterie muss ja auch irgendwo hin. Die hab ich immer im Rucksack, obwohl ich Erwachsene, die mit diesen hässlichen, beknackten Rucksäcken rumlaufen, total debil finde. Aber ich bin mit meinem selbst organisierten Lichteinfluss wenigstens nicht so übellaunig, wenn ich am Ziel ankomme.

Gibt es vielleicht noch andere bessere Tipps, wie die dunklen Wintermonate zu überstehen sind? Ich nehme keine Tabletten!

Deine Cordula

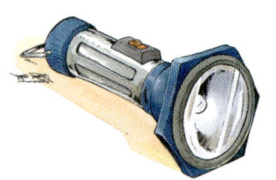

Hallo Cordula,

gut, dass Du mich erinnerst, ich habe mir gleich mal meine Therapie-Lampe eingeschaltet und lese nun Deinen Text, nicht ohne zu schmunzeln. Herrlich, wie Du Dich da abschleppst, um gut gelaunt am Ziel anzukommen! Nur: Helfen tut da nicht die Funzel, die Du rumträgst, sondern die Muskeln, die Du bemühst. Die sorgen auch für mehr Serotonin, das uns im Winter wegen Lichtmangels ausgeht. Unter Lichtmangel leide ich übrigens auch. Kein Licht bedeutet: kein fröhlich stimmendes Serotonin, Noradrenalin und Dopamin im Kopf. Dafür viel müde machendes Melatonin. Und das macht mitunter regelrecht depressiv. Fachleute sprechen von SAD, Saisonal Abhängiger Depression. Die haben hierzulande zwischen November und Februar zehn Millionen Menschen. Weil sie sich in ihre gut beheizten, schlecht beleuchteten Höhlen zurückziehen, statt sich draußen zu bewegen. Ich stell mir gerade vor, dass all die traurigen Menschen wie Du als batteriebetriebene Laternen durch die Gegend laufen.

Also: Was passiert da im Winter, in Köpfen wie Deinem, in Köln unter einer großen Koalition, die nicht dafür sorgt, dass hierzulande genügend Lichter aufgehen? Lichtmangel bringt die innere Uhr aus dem Takt. Die Folge: Stoffwechselveränderungen im Gehirn, hormonelle Veränderungen, die energielos und traurig machen. Aber stell Dir vor: Diesmal hast Du eine echte Krankheit! Die Winterdepression wurde zwar erst 1987 als Krankheit anerkannt, man leidet aber unter denselben Symptomen wie bei einer normalen Depression – der eine mehr, der andere weniger: Antriebslosigkeit, Schlafstörungen, mangelnde Kreativität, Konzentrationsstörungen, Heißhunger auf Süßes oder Appetitlosigkeit, Angstzustände, körperliche Beschwerden ohne organische Ursache, Trübsinnigkeit, keine Lust auf Sex, mangelnde Einsichtsfähigkeit, erhöhte Reizbarkeit …

Die Behandlung ist relativ einfach. Du musst keine Tabletten nehmen. Man geht 30 Minuten spazieren. Tankt Sonnenlicht. 10 000 Lux. Oder, wenn es bedeckt ist, halt nur 2500 Lux. Das reicht auch. Deine batteriebetriebene Funzel schafft vielleicht 300 Lux. Du armes, trauriges Glühwürmchen, Du. Und Du musst schon reingucken in den Scheinwerfer. Das Licht gelangt über das Auge und den Sehnerv in Form elektrischer Impulse zur inneren Uhr unseres Gehirns, einem kleinen Zellhaufen namens SCN. Der sorgt dafür, dass der Serontinspiegel wieder ansteigt. Und mit ihm die gute Laune, die Konzentrationsfähigkeit, man kann wieder besser schlafen, das Leben wieder genießen. Die Beschwerden verschwinden. Das Ganze funktioniert übrigens auch mit künstlichen Speziallampen, mit 10 000 Lux. Dort guckst Du jeden Tag eine halbe Stunde rein. Sonnenstudio bringt übrigens nichts. Da muss man ja die Augen zumachen.

Voll im Trend sind übrigens Lichtwecker. Die sorgen für eine erholsame Nacht und einen munteren Start in den Morgen. Abends dimmt er am Nachtisch, während Du im Pschyrembel blätterst, das Licht ganz langsam nach unten. Die zunehmende Dunkelheit lockt das Gute-Nacht-Hormon Melatonin, das einen in einen tiefen, erholsamen Schlaf schickt. Und morgens holt der Lichtwecker den Sonnenaufgang ins Schlafzimmer. Langsam nimmt die Lichtstärke zu, regt die Produktion des Wach-Hormons Serotonin an und vertreibt das müde machende Melatonin. Ohne Nebenwirkungen.

Hoffe, Dir ein bisschen geholfen zu haben. Aber wenn ich so recht nachdenke, leidest Du höchstwahrscheinlich gar nicht unter SAD. Da fällt einem nämlich auch das Denken schwer. Und auf die Idee, mit einem Scheinwerfer was gegen das konzeptlose Universum plus große Koalition zu tun, muss man erst mal kommen …
Liebe Grüße
Marion

Astrein, Marion!

Ich kann Dir leider erst jetzt, vier Tage später wieder schreiben, weil ich solange ausschließlich hüpfende gelbe Pünktchen gesehen habe.

Ja, ich habe in den Scheinwerfer geguckt. Und ich war noch skeptisch vorher, aber naja, jetzt geht's ja wieder.

Danke für den Tipp, ich war für den Moment echt super drauf.

Bis auch in selbigem mein Augenlicht erlosch und mich vier Tage im Ungewissen ließ, ob ich jemals wieder würde sehen können. Insofern war Deine Idee vielleicht nicht ganz ausgewogen. Das nur als Rückmeldung, falls Du noch anderen dazu raten möchtest, voll in irgendwelche Scheinwerfer reinzugucken.

KLEINER LICHTMANGEL-SURVIVAL-GUIDE

Wer unter Winterdepressionen leidet, dem hilft die Lichttherapie. Speziallampen regulieren Schlaf-Wach-Rhythmus und Hormonhaushalt. Je nachdem, wie viel Lux die Lampe liefert, so lange sitzt man davor. Schafft sie 10 000 Lux, reichen 30 bis 40 Minuten. 2500 Lux erfordern schon zwei Stunden. Nach zwei Wochen stellen sich spürbare Erfolge ein. Der tägliche Spaziergang kommt allerdings billiger.

Kann man durch DEN SECHSTEN TIBETER EINEN Bandscheibenvorfall KRIEGEN?

Marion?

Darf mein Mann Dich gleich mal anrufen?

Ich kann nämlich keinen längeren Text verfassen, weil ich liegen muss.

Ich kann auch nicht lange reden, weil das alles unheimlich wehtut.
Atmen und so, alles Hölle.
Er kann Dir alles erklären.

Liebe Cordula,

es tut mir sehr leid, dass Du Dich nicht mehr rühren kannst, weil Du versucht hast, den Sechsten Tibeter nach dieser dubiosen Internet-Anleitung zu machen. Also, was Dein Mann mir so geschildert hat, bin ich mir ganz sicher, dass es sich nicht um einen Bandscheibenvorfall handelt, sondern um einen ganz gewöhnlichen Hexenschuss, der in zwei Tagen wieder ausgeheilt ist. Schuld ist eine Muskelverspannung. Nur die Nerven, die die Wirbelsäule selbst versorgen, zeigen sich dann irritiert. Nicht Deine Spinalnerven, die aus dem Wirbelkanal austreten und beispielsweise die Beine mitversorgen, wie das bei einem Bandscheibenvorfall der Fall wäre.

Hexenschuss-Ursachen gibt es viele: Eine falsche Bewegung, eine zu schwere Kiste, der Sechste Tibeter (es gibt nur fünf echte!), und das Messer sticht ins Kreuz. Reflexartig verkrampft die Muskulatur. Das alles kann so einen Rückennerv ziemlich reizen. Meistens ist ein koordinatives Versagen der Muskulatur schuld am Hexenschuss. Sprich: eine Muskelschwäche. Begünstigt wird diese durch Stress, Übermüdung, Alkohol, einen kleinen Infekt im Körper, Unterkühlung (!!!).

Ein Hexenschuss zeigt sich so: Man kann bestimmte Bewegungen nicht ausführen, weil es einfach zu weh tut. Man verfällt automatisch in eine Schonhaltung. Die Rückenmuskeln sind hart und verspannt. Wenn man auf den Dornfortsatz drückt, schmerzt es. Auch Missempfindungen auf der Haut, Kribbeln oder Sensibilitätsstörungen sind ein Zeichen.

Damit Du mir glaubst, hab ich Dr. Martin Marianowicz angerufen, er ist ein ziemlich bekannter Orthopäde und behandelt auch Boris Becker und so. Er sagt, mit sechs Fragen könnte man ganz einfach abklären, ob es sich um einen Bandscheibenvorfall handelt.

Also, prüf doch mal:

1. Sitzt der Schmerz nicht nur im Rücken, sondern zieht er vom Rücken über das Gesäß bis in die Beine?
2. Verstärkt sich der Schmerz, wenn Du niest, hustest oder presst?
3. Tut es nachts im Bett weniger weh, wenn Du die Beine anziehst?
4. Leg Dich auf den Rücken, heb ganz langsam erst das eine, dann das andere Bein an: Verstärkt sich der Schmerz?
5. Ist langes Sitzen oder Stehen schmerzhaft – und Gehen besser?
6. Fühlt sich das Bein pelzig an, kribbelt es oder macht sich eine Muskelschwäche bemerkbar?

Dr. Marianowicz sagt, wenn Du diese sechs Fragen mit Ja beantwortet hast, sei ein Vorfall sehr wahrscheinlich. Ein isolierter Schmerz im Rücken weise dagegen noch nicht auf einen Bandscheibenvorfall hin. Sobald der Schmerz aber in die Beine zieht, kann das daran liegen, dass eine herausgetretene Bandscheibe eine Nervenwurzel reizt.

Also kurier Deinen Hexenschuss aus. Geh in die Wanne. Nimm ne Schmerztablette. Alles wird gut.

Hihi, Marion!

Das ist ja einfach! Ich hab einfach alle Fragen mit »Nein« beantwortet, weil ich ja wusste, bei »Ja« ist's ein Bandscheibenvorfall.

Danke auch an Deinen Doc, der ist ja vielleicht ne Granate!
Eure frisch gebadete Cordula

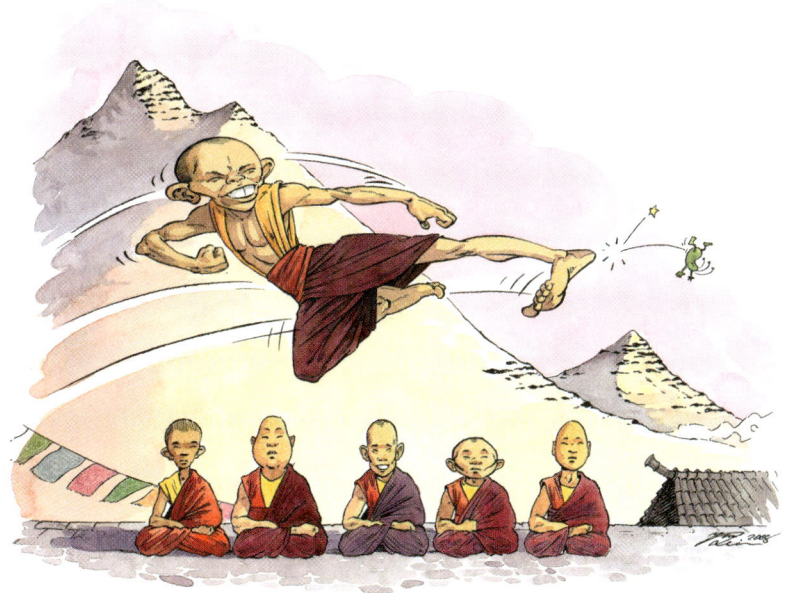

Wie entnehme ich einem Wasserklosett eine Stuhlprobe?

Hallo Marion!

Hast Du Dir eigentlich schon mal Gedanken darüber gemacht, warum die Toiletten-Designer irgendwann dazu übergegangen sind, Schüsseln zu entwerfen, in denen nichts mehr zur medizinisch-diagnostisch relevanten Nachbetrachtung liegen bleibt, sondern alles – rumms! – augenblicklich in die Kurve fliegt und weg isses?

(Hat irgendein Aufdeckungsjournalist mal den Zusammenhang zwischen Toilettenherstellern und Pharmaindustrie näher untersucht? Soll durch sofortiges Verschwinden des Stuhls im Orkus eventuell eine einwandfreie Diagnostik gestört werden, damit sich irgendwelche Pillchen weiterhin besser verkaufen? Bin ich, Robina Hood, da einer Verschwörung auf die Spur gekommen?)

Jetzt möchte mein Arzt aber nun mal wissen, wie derzeit mein Stuhl beschaffen ist, der kommt sonst nicht weiter.

Und ich kann ihm das nicht beantworten, wenn ich mir nicht gerade – entschuldige! – in die Hand ... mache (würg!).

Oder nach Verrichtung des Geschäfts sofort im Rohr nach den Haufen jage, bis ich einen dann sehr gewässerten Zipfel zurückerobert habe. Und meinen Ärmel nass.

Meinen Stuhl habe ich persönlich schon seit den 80ern nicht mehr gesehen.

Mir wird grad schlecht.

Wie fühlen sich eigentlich die Proktologen so im Allgemeinen? Echt ein beschissener Job, den die da machen.

Und wie handhabst (delikater Begriff in diesem Zusammenhang) Du das, oder hast Du erst gar keinen Arzt, der solche Schweinereien von Dir will?

Liebe Cordula,

das mit der Stuhlprobe ist natürlich sehr sinnvoll. Alle sollten ab 45 einmal jährlich zum Hämoccult-Test – der Arzt untersucht, ob Blut im Stuhl ist. Und alle fünf Jahre zur Darmspiegelung. Tritt in der Familie Darmkrebs auf, sollte man früher und jährlich zur Koloskopie. Klar, dieser Tiefspüler ist eine ziemlich dumme Erfindung. Kommt aus England. Soll mit dem sofortigen Tauchgang der Hinterlassenschaft verhindern, dass es im kleinen Raum (Toilette) riecht. Für Gesundheitsapostel wie mich, die sagen, man möchte stolz jeden Morgen sein Werk in Augenschein nehmen, sind natürlich die Flachspüler ideal. Da fällt die Wurst auf eine Stufe direkt unter dem Po. Sehr sauber, nix spritzt hoch. Allerdings muss man nach dem Spülen die Toilettenbürste bemühen. Also die Auffangstufe ist sinnvoll (eigentlich sollte jeder Hypochonder eine haben), weil man gut schauen kann, ob sich Anzeichen krankhafter Veränderungen im Geschäft befinden: Blut oder Würmer oder einfach eine ungewöhnliche Farbe oder Konsistenz. Daraus kann ein geübtes Auge viel schließen. Zum Beispiel:

- Die Farbe: Durchfall zeigt sich hellbraun, Wasser verdünnt die Gallenfarbstoffe. Viel Fleisch oder eine Eisentablette färbt ihn braunschwarz ein. Ist er gelb, kann das ein Hinweis auf ein Problem mit Leber oder Galle sein. Grünlich-gelb heißt: Infektion. Gräulich: Fettverdauungsstörung wegen kranker Bauchspeicheldrüse. Rotbraun bis dunkelrot-schwarz weist auf Blut aus dem Dickdarm hin – ab zum Arzt! Hellrotes Blut stammt gewöhnlich von Hämorrhoiden.
- Konsistenz: Genug Ballaststoffe (Gemüse und Getreide) halten den Stuhl weich. Viel Fleisch macht ihn hart. Glänzt er arg fettig, produziert

die Bauchspeicheldrüse nicht genug fettspaltende Enzyme. Ist die Konsistenz eher schleimig, spricht das für eine chronische Darmentzündung.
- Die Menge: Christoph Lichtenberg versetzten fünf Mal in Endzeitstimmung. Völlig unnötig. Normal ist mehrmals täglich bis viermal die Woche. Der Mitteleuropäer macht eher einen kleinen Haufen von 150 bis 200 Gramm. Ein Afrikaner vom Land schafft 500 Gramm, weil er viele Ballaststoffe isst. Häufige, geizig kleine Mengen deuten darauf hin: Es stimmt etwas mit dem Dickdarm nicht. Bleistiftdünner Stuhl zeigt eine Verengung des Darmtrakts durch Verwachsung oder Tumor.
- Geruch: Stechend saurer Geruch und dünnflüssiger, schaumiger Stuhl zeigen, dass die Bakterien nicht richtig arbeiten. Häufig steckt eine Fettstoffwechselstörung dahinter.

Aber nun weiter im Schüssel-Text: Natürlich lädt so eine Flachspülerstufe auch zum Entnehmen der Stuhlprobe geradezu ein. Und Du hast keinen. Nun, Du könntest Dir ja einen Flachspüler in der Nachbarschaft suchen. Oder Dir unter www.nachttopf-laden.de einen hübschen Potschamperl aussuchen.

Du könntest aber auch ein paar Lagen Klopapier in deinen Tiefspüler tun – und darauf bleibt schon was liegen. Du brauchst übrigens nicht viel für die Stuhlprobe, beim Abputzen bleibt ja vielleicht was übrig. Allerdings: Viel darf da nicht hängen bleiben, weil hoher Verbrauch von Toilettenpapier wiederum zeigt, dass irgendetwas nicht stimmt.

Wie sich ein Proktologe (übersetzt: After-Wissenschaftler) fühlt? Keine Ahnung. Soviel ich weiß, müssen die eine einjährige Zusatzausbildung machen. Und kennen sich aus mit Stuhlinkontinenz, Analfissuren, Analfisteln, Hämorrhoiden …

Also weck den Proktologen in Dir, guck Dir jeden Morgen das Geschäft an. Das tut jeder Hundebesitzer ganz selbstverständlich. Und: Sei stolz darauf. Immerhin produzierst Du vier Tonnen davon in Deinem Leben. Stell Dir mal vor, Dein Darm würde das nicht hergeben …

Übrigens: Während wir hierzulande noch über Flach- und Tiefspüler diskutieren, erfindet der Osten einen echten Hypochondersitz. In Japan gibt's ein WC, das den Gang zur Toilette mit einem Basis-Gesundheitscheck verbindet. Während man seinem morgendlichen Geschäft nachgeht, misst das Hightech-Wunder den Blutdruck, prüft den Urin auf den Zucker und untersucht den Fettgehalt im Körper.

Schnell, Marion,

sag mir, wo krieg ich diesen Hypochondersitz her?

KLEINER STUHLBESCHAU-SURVIVAL-GUIDE

Das gesunde Geschäft. Es ist, je nachdem, was man gegessen hat, hell- bis dunkelbraun – und riecht zwar nicht nach Rosengarten, aber auch nicht auffällig schlecht. Die glatte Oberfläche glänzt leicht. Die teigartige Konsistenz neigt zur Würstchenbildung, es sollte also etwas Zusammenhängendes hinten herauskommen und nur ganz, ganz wenig am Po hinterlassen.

Das ungesunde Geschäft. In der renommierten Fachzeitschrift *Lancet* stand, dass Lesen auf dem Klo Hämorrhoiden verursacht. Was kann der Pschyrembel nicht alles anrichten!

Der Hämoccult-Test. Er deckt verstecktes Blut im Stuhl auf. Das kann ein Hinweis auf Darmkrebs (des Dick- und Enddarms) oder seine Vorstufen, die Darmpolypen, sein. Den Test bekommt man von seinem Arzt. Drei Tage vor und während der 3-tägigen Testzeit sollte man auf bluthaltige Lebensmittel, wie Blutwurst oder Tatar, aber auch auf Brokkoli, Blumenkohl, Radieschen, Bananen und Kirschen verzichten, da sie das Ergebnis falsch-positiv beeinflussen könnten. Auch Eisenpräparate, Vitamin-C-haltige Nahrungsergänzung und bestimmte Schmerzmittel können das Ergebnis verfälschen. Die Monatsregel natürlich auch. Fällt

KLEINER STUHLBESCHAU-SURVIVAL-GUIDE

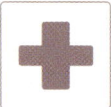

das Testergebnis positiv aus, muss man zur Darmspiegelung, um den Ursachen der Blutung auf den Grund zu gehen. Es ist nämlich nicht zwangsläufig eine Krebserkrankung, die dahintersteckt: Auch Hämorrhoiden oder Entzündungen im Darm können bluten. Immerhin deckt man dank dieses Tests 60 bis 80 Prozent aller Dickdarmkrebsfälle auf.

Der immunologische Occultblut-Test.
Die dreitägige Stuhlentnahme bleibt einem auch hier nicht erspart. Allerdings muss man hier keine diätischen Regeln beachten. Nahrungsmittel können den Test nicht verfälschen, da mithilfe einer immunologischen Reaktion nach dem roten Blutfarbstoff Hämoglobin im Stuhl gesucht wird. Allein Schmerz- beziehungsweise Rheumamittel können das Testergebnis beeinflussen. Die gesetzlichen Kassen bezahlen diesen Test nicht. Er kostet etwa 15 Euro.

Die Kamerapille.
Wer ganz sicher gehen will, dass mit seinem Verdauungssystem alles in Ordnung ist, der schluckt eine Kamerapille. 26 Millimeter lang und 11 Millimeter dick, wandert sie einmal durch den gesamten Magen-Darm-Trakt, schießt wie ein Japaner auf Sightseeingtour alle zwei Sekunden ein Foto – rund 50 000 insgesamt, bis sie nach etwa acht Stunden den Körper wieder verlässt. Der Arzt wertet die Bilder aus und findet so häufig die Ursache für Beschwerden, bei denen nicht einmal eine Darmspiegelung Licht ins Dunkel bringen konnte. Der Spaß ist allerdings nicht ganz billig: Die Kamerapille allein kostet 500 Euro. Die gesetzlichen Kassen zahlen in der Regel nicht.

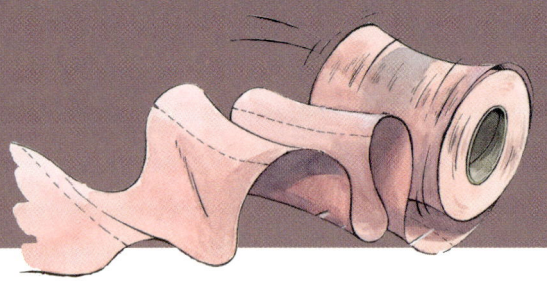

Ist SCHNARCHEN LEBENSGEFÄHRLICH?

Marion?

Man kann doch nicht mit Anfang 40 plötzlich ein Schnarch-Problem kriegen, oder?

Ach Quatsch, das geht ja gar nicht. Glaub ich nicht. Bloß, weil ich mal aufge… seufzt hab im Schlaf, so'n Quatsch! Nee, nee, ich lag halt einfach da und – happs! – so ungefähr hat sich das angehört. Das war's aber auch schon. Mehr war da gar nicht.

Mach Dir also um mich mal keine Gedanken! Ich bin total ok.
Und bei Dir? Alles im Lot?
Schnarchst Du eigentlich?

Oje Cordula,

Du bist also heute Nacht von Deinem eigenen Schnarchen aufgewacht. Bedenklich. Es ist gar nicht lange her, dass man in Amerika Schnarchen als selbstständige Krankheit definiert hat. Schnarchen ist gefährlich. A, weil es Mordgedanken weckt. B, weil es häufig Symptom einer Atemstörung ist. Bis zu 400-mal pro Nacht kann es zum Atemstillstand (Apnoe) kommen. Der ständige akute Sauerstoffmangel treibt den Blutdruck in die Höhe, fordert das Herz zu Schwerstarbeit heraus. Tagsüber ist man hundemüde, schläft vor dem Fernseher und mitunter auch im Auto ein. Wer unter der Schlafapnoe leidet, läuft Gefahr, vorzeitig am Herzinfarkt oder Schlaganfall zu sterben. Also, wenn Du unter solch einer Apnoe leidest, hört das Dein Mann. Frag ihn noch mal, ob Du laut rasselst, dann plötzlich ganz still bist – und plötzlich explosionsartig weiterschnarchst.

Dann solltest Du zur weiteren Untersuchung in ein Schlaflabor. Da schläfst Du an vielen Kabeln, und man checkt Dich und Deinen Schlaf und Deine Träume so richtig durch.

Und wenn Du dann wirklich unter einer Apnoe leidest, dann kriegst Du eine Beißschiene oder eine Atemmaske. Damit siehst Du dann aus wie ein Marsmännlein im Bett. Aber dann kann wenigstens Dein Mann schlafen.

Und er bringt Dich nicht um. Das gab's schon!

Meine Güte, Marion!

Ich schnarche doch nicht! Das war vielleicht ein kleines, süßes Schnaufen, von dem ich, weil ich sonst immer absolut ruhig und ästhetisch schön anzuschauen atme, selbst wach geworden bin. Und das wollte ich Dich wissen lassen. Als Freundin quasi. Jetzt stellst Du mich hier als schnarchendes Walross dar! Ich bitte Dich! Ich glaube sogar, dass mein Mann manchmal morgens völlig erschlagen neben mir aufwacht, weil er wieder eine ganze Nacht damit zugebracht hat, seine reizende, leise ein- und aushauchende Frau im Schlaf zu beobachten, und keinen Moment davon verschlafen wollte.

Also, noch einmal: Danke für Deine Sorge, aber entwürdigendes Schnarchen oder Schmatzen des Nachts wirst Du bei mir nicht feststellen können. Kann es denn sein, dass Deine Stimme häufig zwar wirklich sexy, aber doch sehr rau klingt, weil Du sie nachts mit kalter Luft ansägst?

War jetzt nur so eine Idee von mir, dann hättest Du nicht ganz umsonst übers Scharchen recherchiert, sondern könntest es gleich für Dich nutzen.

Deine Cordula

PS: Ich hätte Dich gar nicht erst auf den Schnarch-Trichter bringen sollen. Echt doof von mir. Weißt Du, Marion, Frauen, die schnarchen, das sind vollkommen andere Typen als wir! Nein, nein, das ist wirklich völlig abwegig! Total absurd.

Ts, schnarchen! Wie unsexy! Wie peinlich! Das machen wirklich nur ganz bestimmte Frauen!

Da zählen wir gar nicht zu.

Schnarchende Frauen, die sind ... dick. Die ... die sind ... ich kann das jetzt nicht so ausdrücken – also jedenfalls nicht wie wir.

Deine Cordula

Liebe Cordula,

super. Du schnarchst nicht. Dann können wir ja einen Punkt von der Liste der zwölf gefährlichsten Dinge, die die Gesundheit bedrohen, streichen. Die stelle ich nämlich gerade zusammen.

Nein, auch ich schnarche nicht. Gott sei Dank.

Ich hab gestern die Gebrauchsanleitung für den neuen Schlauch von Wolfs Atemmaske gelesen. Bevor man das, was da drin steht, überhaupt richtig kapiert, ist man schon an seiner Apnoe gestorben, sag ich Dir. Ich war schon damit überfordert: »Der Schlauch muss immer an der Muffe adaptiert und diskonnektiert werden.« Bahnhof! Völlig desorientiert hat mich dann dieser Satz: »Das Schlauchsystem ist nicht autoklavierbar.« Ich wäre nicht im Entferntesten überhaupt auf die Idee gekommen, den Schlauch neben Wolf auch noch an ein Auto oder an ein Klavier zu hängen. Halt mir den Daumen, dass Wolf die Muffe findet. Ich brauch ihn noch ... Wie gesagt, Gott sei Dank: Ich schnarche nicht.

Aber wandle im Schlaf. Auch nicht ungefährlich.

Liebe Marion, ach du liebe Güte!

Schlafwandeln! Da hatte ich noch gar nicht dran gedacht.

Nachher hab ich das auch! Und bloß noch nix gemerkt, weil ich jeden Morgen wieder pünktlich neben meinem Mann zu liegen komme!

Stell Dir das mal vor!!!

Ist Mundgeruch EIN ZEICHEN für ein MagenGESCHWÜR?

Marion?

Jetzt mal ganz ehrlich: Stink ich aus dem Hals?

Also, ich riech da nix.

Aber viel wichtiger ist mir, dass Du auch nichts riechst.

Und wenn man aus dem Hals riecht, dann hat man doch häufig ein Magengeschwür.

Also, Marion: Hab ich ein Magengeschwür?

Hallo Cordula,

habe ich Dich richtig verstanden: Du fürchtest, Du hättest Mundgeruch? Könntest den aber nicht riechen. Und das macht Dir wiederum Sorgen, weil der ja von einem Magengeschwür herrühren könnte. Gerochen, sagst Du, hätte zwar auch noch niemand anderes etwas. Doch das heiße nicht, dass es nicht da wäre.

Liebe Cordula, es fällt mir ein bisschen schwer, das zu verstehen, aber trotzdem eine Antwort: Viele leiden unter Mundgeruch (Halitosis). Die meisten wissen es nicht, weil sie den schlechten Atem selbst nicht riechen – und weil es ihnen niemand sagt. Ich würde Dir das schon sagen, wenn Du fragtest. Hartnäckig hält sich das Vorurteil: Mundgeruch kommt aus dem Bauch. Nein, in neun von zehn Fällen kommt er aus dem Mund, weil da Bakterien in den Zahnzwischenräumen Essensreste faulen lassen und schwefelhaltige Gase produzieren. Die meisten Fäulnisbakterien siedeln sich übrigens auf der Zunge an. Der Belag muss weg. Den kann man ganz einfach täglich mit einem Löffel oder Zungenschaber entfernen. Dann schwindet in 60 Prozent der Fälle auch der Mundgeruch.

Nach Alkohol, Knoblauch- oder Zwiebelgenuss hilft es, Petersilie zu kauen. Ihr Chlorophyll neutralisiert Gerüche. Auch gut: Gewürznelken, Fenchelsamen oder Anissamen. Und viel trinken. Ganz häufig kommt Mundgeruch durch einen trockenen Mund. Oft bedingt durch Stress, Nikotin, Alkohol, Schnarchen.

Ich hoffe, was Deinen nicht vorhandenen Mundgeruch betrifft, Dir geholfen zu haben.
Liebe Grüße
Marion

Liebe Marion!

Mit dem Mundgeruch hast Du mich jetzt schon mal sehr beruhigt. War wahrscheinlich nur so eine Panik von mir, es könnte sich keiner trauen, mich auf meinen Mundgeruch aufmerksam zu machen, dabei aber würde ich stinken wie eine lange verschüttete Ratte bei der Verrichtung ihres Geschäfts. Dabei hab ich gar nicht daran gedacht, dass Du mir doch schon längst was gesagt hättest, wenn es so wäre. Aber weißt Du, was mir da noch einfällt?

Kennst Du das, wenn jemand aus der Nase stinkt? Wie soll ich das jetzt beschreiben ...? Aus der Nase stinkt. Ja. Anders kann ich das nicht sagen. Mir ist das aufgefallen, als ich mir die Nase geputzt habe und in meinem Taschentuch für einen Moment eine kleine Stinkwolke stehen blieb. Ich denk noch, hä, wo kommt denn jetzt der Gestank her? Da merk ich, dass es in, also aus meiner Nase heraus stinkt.

Ja, ich war genauso platt wie Du!
Was war das? Was kann das sein?
Ist es möglich, dass der Gestank, den man eingeatmet hat, weil man vielleicht an einem Hundehaufen vorbeigegangen ist, später dann aus der Nase hinaus in ein Taschentuch hinein entweicht?

Und dass der geruchsempfindliche Rezipient diesen Gestank wahrnimmt, ein robusterer wiederum nicht?

Oder gibt es etwa in der Nase sitzende Popel, die stinken?

Was ist da los??

Deine Cordula

Liebe Cordula,

ich glaub's ja nicht. Ich dachte, Du bildest Dir da mal wieder was ein. Aber dann hab ich vorsichtshalber mal »Nasengeruch« eingegeben und fand dazu echt 73 Seiten! Das ist zwar nicht viel, für Mundgeruch gibt es 226 000 Seiten, aber: Nasengeruch gibt es – und Du suchst Dir halt mit Deinem speziellen Talent auch noch die extrem seltenen Geschichten aus, unter denen Du leidest.

Also, wenn man so eine Stinknase hat, nennt das der Fachmann Ozena. Dahinter steckt eine chronische Nasenschleimhautentzündung. Die Schleimhaut, normalerweise dick und gut durchblutet, atrophiert. Heißt: Mutiert zu einem dünnen, harten Lederlappen. Ihre kleinen Flimmerhärchen, die hin- und herwogend Sekret, Schmutz und Bakterien in Richtung Rachen transportieren, erstarren, tun ihren Job nicht mehr. Die Nasenschleimhaut stellt sozusagen den Selbstputzdienst ein. Das Sekret liegt herum und trocknet und verkrustet und bildet ein herrliches Zuhause für Bakterien, die sich vermehren – und unglaublich stinken. Das Gemeine daran: Man selbst riecht das noch weniger als Mundgeruch, weil ja die Nasenschleimhaut zerstört ist. Läuft folglich unwissend mit einer Stinknase durch die Welt. Die kriegt man übrigens auch, wenn man zu viel Nasenspray verwendet. Und dagegen tun kann man auch nicht mehr viel, weil die Nasenschleimhaut ja schon kaputt ist. Man kann nur noch die Nase pflegen. Mit Salzspülungen.

Nein, liebe Cordula, ich glaube nicht, dass Du das hast, weil Du hast es ja gerochen. Was Du da gerochen hast, weiß ich nicht. Wahrscheinlich irgendeinen chemischen Stoff, den Dein Taschentuch ausdünstet. Also beruhige Dich.

Liebe Marion!

Ich hab einen genialen Trick gegen Stinknase erfunden, den Du ruhig auch in Deine Beratung mit aufnehmen darfst.

Beim ersten Mal ist es ein bisschen heavy, aber es hilft total, und man gewöhnt sich auch dran: Man nimmt ein leichtes Parfüm (am besten was Fruchtiges) und nimmt einen ordentlichen Schluck mit der Nase. Schön hochziehen. Den Vorgang kennt man von Nasenspray oder Nasentropfen. Das scheint alles, was sich da drinnen auch befinden mag, strammstehen zu lassen, jedenfalls muckst sich bei mir da gar nix mehr. Ich dufte aus der Nase! Da staunste!

Cordula?!

Das is nich Dein Ernst – oder?

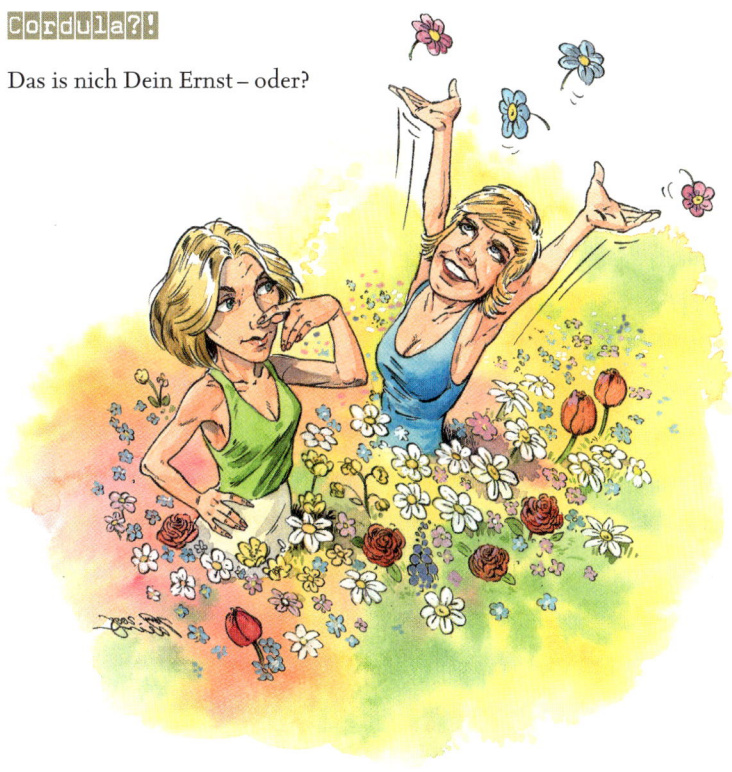

Bringt mich DER ABGELAUFENE KÄSE UM?

MAAARIOON!!!!

Der Käse war um! Ich hab es ganz deutlich gesehen!

Aber eben in der falschen Reihenfolge!

Zuerst habe ich den Käse gegessen und dann hab ich es gesehen. Dass er um war! Wie saublöd!

Wie kann man denn nur erst hinterher auf die Packung gucken!

So was passiert mir sonst nie!

WAS IST NUR MIT MIR LOS?!

Wie konnte das geschehen?

Ich habe dafür nur eine Erklärung. Es ist eine schreckliche Ahnung, denn so wollte ich nie werden: Ich habe es an den Hormonen.

Diese Schweine haben mich zum Käse getrieben, und sie haben mir gar keine Zeit mehr gelassen, mit Ruhe und Bedacht an den Verzehr heranzugehen.

Sie haben aus mir eine superpeinliche Figur gemacht, die noch am Kühlschrank stehend die Packung aufreißt und die Zähne in den Käse schlägt!

Ich bin jetzt über 40 und nach Ausbildung, Berufstätigkeit und Elternschaft einfach nur noch der Büttel von Hormonen.

Das ist das Ende.

Wie konnte ich so abstürzen?

Liebe Cordula,

darf ich zusammenfassen: Du hast heute Morgen Käse gegessen. Dann zufällig einen Blick auf das Haltbarkeitsdatum geworfen. Nun liegst Du im Bett, wartest auf den baldigen Tod, weil der Käse seit drei Tagen abgelaufen war. Okay. Ich sehe ein, das ist mal wieder äußerst ernst. Und muss natürlich sofort behandelt werden.

Wenn Du eine Lebensmittelvergiftung hättest, würdest Du brechen, schlimme Bauchkrämpfe und Durchfall haben. Die schlimmste Vergiftung kriegst Du übrigens durch Clostridium botulinum. Seine Toxine zählen zu den stärksten biologischen Giften. Tödlich! 40 Gramm davon könnten die ganze Menschheit ausrotten. Und das lassen sich Frauen gegen Falten in die Stirn spritzen. Das vermehrt sich am liebsten ohne Sauerstoff. Deswegen kann man es ganz einfach meiden, indem man keine aufgeblähten Konserven isst, Bohnen oder Corned Beef oder so.

Man kann sich über ein Lebensmittel mit chemischen Giften vergiften, mit Blei, Zink, Kupfer, Antimon oder Cadmium zum Beispiel aus der Legierung einer Dose, oder mit natürlichen Giften wie Stoffwechselprodukten von Fisch, Muscheln und Pilzen. Am häufigsten ist die bakterielle Lebensmittelvergiftung. Vor allem Milch und Milchprodukte, Salate, Eier, Speiseeis, Fische und Meeresfrüchte können kontaminiert sein. Und die Keime, meist Enteritis-Salmonellen oder Staphylococcus aureus, vermehren sich rege, wenn das Lebensmittel im Warmen liegt, die Kühlkette unterbrochen wurde.

Schützt das Haltbarkeitsdatum? Das Mindesthaltbarkeitsdatum ist sozusagen eine Garantie des Herstellers, dass sich das Lebensmittel nicht in Farbe, Geschmack, Konsistenz und Ähnlichem verändert in dieser Zeit. Danach muss es aber nicht schlecht sein. Meist reicht das körpereigene Labor aus, um einen vor einer Vergiftung zu schützen: Angucken, dran riechen – und wenn's schlecht ist, merkt man das schon.

Dann gibt es noch das Verbrauchsdatum. Da steht bei Lebensmitteln, die schnell verderben, wie zum Beispiel Hackfleisch oder Fisch drauf: »Verbrauchen bis ...«, dann sollte es auch gegessen sein. Allerdings ist das wiederum keine Garantie, dass es einem nach Verzehr auch gut geht.

Weil: Das entsprechende Lebensmittel ist wirklich nur so lange haltbar, wenn man es auch richtig behandelt. Sprich, es so kühlt, wie es auf der Verpackung angegeben ist. Steht da am Mittwoch, man solle das Teil bei zwei bis vier Grad lagern, hat man am Sonntag statt marinierter Filetstreiflein oder vorportionierten Hühnchens seinen persönlichen Gammelfleisch-Skandal im Kühlschrank, weil der gerade mal auf sechs bis acht Grad kühlt, wenn man kein modernes Mehrzonen-Kühlgerät hat.

Fürchte Dich nicht, liebe Cordula. Du wirst auch das überleben.

Liebe Marion!

Weißte, was einem bei der Meidung von Clostridium botulinum auch noch hilft?

Dass es echt beschissen schmeckt.
Deine Cordula

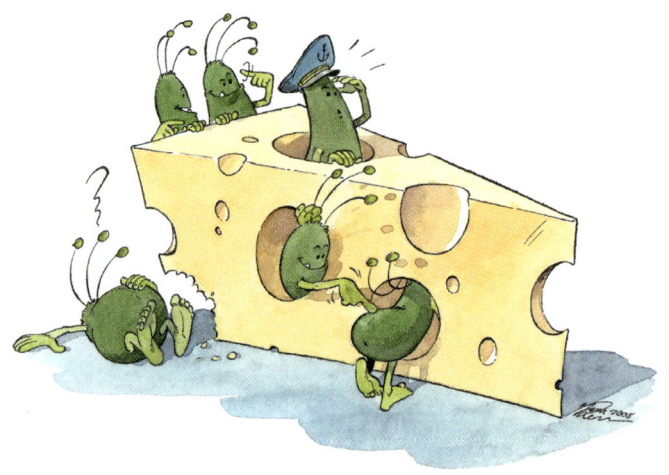

Was ist SCHLIMMER ALS EIN HYPOCHONDER?

Liebe Marion!

Bin schon wieder in Panik. Es hört nie auf.

Jetzt weitet sich meine Sorge auch noch auf andere Personen aus. Als hätte ich nicht schon selbst genug Schwindel, Kopfschmerzen, Sehstörungen und Stinknase, werde ich jetzt auch noch zum Fremdhypochonder.

Ich war gestern mit einem Freund aus, und es hätte wirklich ein schöner Abend werden können, hätte ich mir nicht so Sorgen um seinen Husten und seine Unvernunft machen müssen, ohne Schal, aber mit Rad zu unserer Verabredung zu kommen. Außerdem hatte er auf seinen (zwar gepflegten) Fingernägeln viele weiße Sprenkel, was ja wohl auf einigen Mineralmangel hindeutet.

Dann kommt unsere (zwar freundliche) Bedienung an unseren Tisch – mit einer ausgeprägten Bindehautentzündung am rechten Auge!

Von meiner Angst vor Ansteckung will ich jetzt gar nicht reden. Ich sprach die junge Dame auf ihr Handicap an, und sie erzählte davon, dass diese Entzündung seit bereits zwei Wochen nicht zurückgehe und sie nun ein Antibiotikum nehme. Woraufhin ich mich sofort um ihre Darmflora sorgte.

Und so geht das in einer Tour.

Ich will schon gar nicht mehr aus dem Haus gehen, weil ich Angst habe, mein Bäcker könnte mit unbehandelter chronischer Mehlallergie hinter der Theke stehen und ich vor lauter Not um leicht zu prognostizierende

Folgeerkrankungen an seinem Atemapparat nachts kein Auge mehr zutun. Gleich muss ich bei meinem Schuster meine Lieblingsstiefel abholen. Ich habe ihn natürlich gefragt, ob der häufige Umgang mit Klebstoffen ihn schon irgendwie gesundheitlich beeinträchtigt, und er deutete an, dass er seine immer wieder auftretende Nagelbettentzündung mittlerweile für eine Kontaktallergie hält. Tja, und wenn er ständig Handschuhe trägt, kommt zu wenig Luft dran.

Was sollen wir tun??

Das ist alles ein Desaster, meine Liebe!

Sei Du bitte gesund und fühl Dich gegrüßt von Cordula, auf dem Weg zur Nachbarin, deren Hund wahrscheinlich einen Parasiten hat. Wir warten noch auf letzte Laborwerte.

Liebe Cordula,

interessant. Fremdhypochondrie. Was Neues.

Eigentlich ja schön, dass Du so viel Mitgefühl hast. Jetzt weißt Du, wie es mir mit Dir geht. Nur: Ich weiß jetzt ehrlich nicht, was ich Dir raten soll. Du kannst im Grunde nicht mehr tun als ich: Du kannst sie beraten. Oder ihnen jemanden empfehlen, der sie berät, damit es Dir dann auch besser geht ...

Nein, Cordula, nein! Auf die Idee komm jetzt bitte nicht.

Hui, Marion!

Das war aber knapp. Ich soll also nicht weitersagen, dass Du Dich für mich in jedes Zipperlein reinkniest, als wäre es Deins?

Gut, ich könnte auf meinem Posten ja auch gar keine Konkurrenz vertragen. Wenn ich gerade einen Panikschub habe, wäre es sehr ungünstig, wenn Du gerade dann in tagelangen Recherchen zur Stuhlkonsistenz eines Ratsuchenden vergraben wärst.

Gut, ich schweige.

Obwohl Du echt gut bist ... Du müsstest das mal in einem Buch zusammenfassen, was Du alles weißt. Schon mal drüber nachgedacht?

Meinst Du?

Meinst Du echt? Ach nee, dann fürchtest Du dich bloß vor der Druckerschwärze. Oder Du meinst, dieses Buch sei ansteckend …

… MONATE SPÄTER

Marion, sag mal,

mir fällt grad nach so vielen Seiten Manuskriptlesen Dein Hinweis von damals ein: Ist Druckerschwärze nicht auch total saugefährlich?!
  Panische Grüße, Deine Cordula

Keine Panik,

soviel ich weiß, soll man Kanarienvögeln kein Zeitungspapier in den Käfig legen, weil die Druckerschwärze und chemische Rückstände wie Terpentin, Anilinderivate, Xylol, Chrom, Kobalt, Nickel nicht so gut vertragen … Aber die sind ja auch viel kleiner als Du.

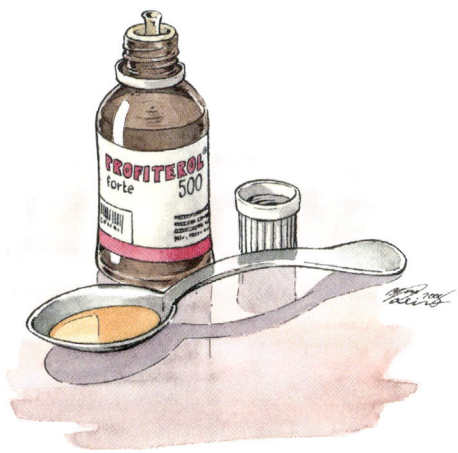

REGISTER

ABCDE-Regel 22
ACHOO-Syndrom 52
Allen, Woody 30, 149
Allergie(n) 74 f., 104
Altersfleck(en) 23 f.
Antibiotika 10, 121, 127, 129
Apnoe 163 f.

Bacon, Francis 52
Bakterien 10, 19, 56 f., 59, 61, 95 ff., 102, 118, 127, 130
Bandscheibenvorfall 156
Bärlauch 11
Bewegung 51, 59
Bindehautentzündung 48
Blasenentzündung 48
Blausäure 104
Blutegel 138
Burnout 35

Caine, Michael 100
Caruso, Enrico 18
Chaplin, Charlie 30, 48, 107, 149
China-Kräuter 150
Cholesterin 12, 67
Churchill, Winston 149

Darm 56
Darmspiegelung 159
Darwin, Charles 149
Desinfektionsmittel 99
Diabetes 41 ff.
Dioxin 11
Dopamin 152
Droste, Wiglaf 123
Durchzug 40 f., 46 ff.

Eccles, Ronald 115
Eier 9 ff., 67
– Code 13
– Frischetest 12
Eisen 111

Fett 67
Fettstoffwechsel 38
Feuchtigkeitscreme 51
Freud, Sigmund 149
Friedrich der Große 149

Gehirn 133
Gemüsesaft 50
Gesundheitsirrtümer 59, 67, 92
Gesundheitsrisiken 54
Gesundheitstipp 21, 29, 45, 50, 73, 76

Getränke 87
Geyersbach, Ulf 31
Grillparzer, Franz 31, 149

H_2-Atemtest 61, 63
Haltbarkeitsdatum 171
Hämoccult-Test 159, 161
Hausstaubmilben 48
Hautkrebs 23
Heilerde 130
Herpes 78
Hexenschuss 155 f.
Hirschhausen, Eckart von 116
Hormone 75, 129 f.
Hühnersuppe 119 ff.
– Rezept 124
Hypochondrie 32

Inulin 59

Joghurt 59 ff.

Kafka, Franz 39, 149
Kalzium 63, 110
Kamerapille 162
Kant, Immanuel 149
Klimaanlagen 51
Kneipp, Sebastian 37
Kuhn, Max 90
Kürthy, Ildikó von 56

Laktose 60 ff.
Lebensmittelvergiftung 171
Lecithin 12
Lichtenberg, Christoph 160
Lichtmangel 151 ff.
Lichttherapie 154
Lippe, Jürgen von der 30
Loriot 142

Mann, Thomas 149
Marianowicz, Martin 156
Melanom 23
Melatonin 152 f.
Milchzucker, M.-unverträglichkeit *siehe* Laktose
Mineralien 37
Müdigkeitssyndrom, chronisches 35
Muttermale 23

Nasengeruch 168
Niesreiz 53
Nocebo-Effekt 64

Noradrenalin 152
Novalis 31

Osborne, Charles 90

Phantomschmerzen 133
Phobie(n) 18 ff.
Placebo-Effekt 64
Prolaktin 45

Reflex 90 ff.

Salmonellen 10 f.
Salz 119, 122
Sauerkrautsaft 61
Sauerstoff 106 ff.
Schilddrüsenhormone 43
Schlaf 67, 119, 121
Schmerzgedächtnis 133
Schmidt, Harald 31, 141, 149
Selen 41 ff.
Serotonin 152 f.
Sojaprodukte 63, 74 ff.
Spiegelneuronen 34
Stoffwechselerkrankung 129
Stress 129, 167

Tinnitus 69, 71 ff.
Traditionelle Chinesische Medizin 29, 145 ff.
Tränen 45
Trigeminusnerv 53
Tsetsefliege 35

Valentin, Karl 30
Verbrauchsdatum 171
Viren 19, 115 f., 121
Virenschutzschild 21
Vitamine 37
– B-Vitamine 56
– Vitamin C 44 f., 101
– Vitamin K 56

Wadenwickel 122
Warhol, Andy 149
Wieland, Rainer 31
Winterdepression 153 f.
Wuttke, Wolfgang 75

Yang, Yueping 147 f.

Zahnbürste 99
Zink 111, 122